DU TRAITEMENT

DES

ABCÈS DU FOIE

OBSERVATIONS

RECUEILLIES A MEXICO ET EN ESPAGNE

PAR

LINO RAMIREZ

DOCTEUR EN MÉDECINE DE LA FACULTÉ DE MEXICO

PARIS

J.-B. BAILLIÈRE ET FILS

LIBRAIRES DE L'ACADÉMIE IMPÉRIALE DE MÉDECINE

19, rue Hautefeuille, près le boulevard Saint-Germain

1867

DU TRAITEMENT

DES

ABCÈS DU FOIE

OBSERVATIONS

RECUEILLIES A MEXICO ET EN ESPAGNE

PAR

LINO RAMIREZ

DOCTEUR EN MÉDECINE DE LA FACULTÉ DE MEXICO

PARIS

J.-B. BAILLIÈRE ET FILS

LIBRAIRES DE L'ACADÉMIE IMPÉRIALE DE MÉDECINE

6, rue Hautefeuille, près le boulevard Saint-Germain

1867

A

M. JIMENEZ

PROFESSEUR DE CLINIQUE A LA FACULTÉ DE MEXICO

Cher Maître,

Comme élève, je vous dois une partie de mon éducation médicale. Plus tard, j'ai trouvé chez vous une amitié sincère, qui jamais ne m'a fait défaut. J'ai continué à étudier à côté de vous, et j'ai toujours eu à me louer de votre bienveillant appui. Poursuivant donc vos recherches sur un point de la science qui, comme plusieurs autres, a exercé et mis en lumière votre intelligence et votre savoir, je ne puis faire mieux que de vous prier d'agréer ce petit travail. Cet hommage vous témoignera la reconnaissance d'un disciple, qui, éloigné de vous en ce moment, se rappelle à votre bon et affectueux souvenir.

Docteur Lino RAMIREZ.

Séville, 29 septembre 1867.

ABCÈS DU FOIE

Dans un travail aussi court et aussi imparfait que l'est, à mon avis, celui-ci, mon but n'est, en aucune manière, de donner une description ou une idée complète des abcès du foie : un semblable plan exigerait beaucoup plus de temps et d'études. Les idées ou appréciations que l'on rencontrera ici, paraîtront peut-être ne pas avoir assez de fondement ; je ne les expose pas comme des vérités, je les soumets seulement au jugement des personnes compétentes, pour qu'elles les examinent et leur prêtent leur appui, si elles les trouvent justes, c'est ainsi qu'une critique raisonnée m'éclairera.

Avant la découverte de l'imprimerie, la divulgation des idées était très-difficile et la discussion fort limitée, tandis qu'aujourd'hui, grâce à elle, nous pouvons profiter des observations d'autrui, et, par le récit des faits, juger du plus ou moins d'exactitude qu'on doit leur reconnaître, et des conclusions qu'on peut en tirer ; si elles ne nous paraissent pas fondées, ou qu'elles soient peu conformes aux faits qui nous sont présentés, nous les discutons ou les rejetons, mais il nous reste toujours les faits, qui, réunis à ceux que nous possédons déjà et à ceux que nous acquérons, viennent augmenter la richesse de nos matériaux.

La critique raisonnée, qui oblige à rejeter une interprétation ou un jugement non fondés, éloigne de nous les obstacles qui nous empêchent d'arriver à la connaissance de la vérité : c'est là que se trouve son incontestable utilité.

Par conséquent, si dans ce mémoire de grandes vérités ne se trouvent pas renfermées, en en rejetant ce qui ne paraîtra pas assez exact, il restera toujours deux choses : d'abord la connaissance d'une méthode opératoire inconnue jusqu'à ce jour en Europe et sanctionnée par une expérience de longues années ; ensuite une série d'observations recueillies avec soin dans le but de rechercher la vérité, qui donneront, unies à d'autres et étudiées par une personne intelligente, un résultat intéressant pour la science et pour l'humanité.

§ 1er

HÉPATITE SIMPLE ET SUPPURANTE, HÉPATITE PAR INTOXICATION.

Profitant comme d'une circonstance favorable de la réunion du congrès médical international de Paris, j'y présentai une courte communication sur la méthode opératoire en usage à Mexico dans le traitement des abcès du foie, cette méthode est due au savant praticien Miguel Jimenez, qui l'emploie depuis quinze ans, et elle est suivie avec les modifications qu'y a introduites l'intelligent professeur M. Vertiz.

Malheureusement, en cette occasion, je ne pus joindre à ma communication les observations que j'avais recueillies, et sous réserve d'un travail spécial que je prépare sur l'étude comparative des suppurations du foie dans les différents pays, je vais, pour à présent développer les idées que j'ai émises au congrès sur cette question.

Des différents organes de l'économie, il n'y en a pas peut-être dont les fonctions soient sujettes, comme le foie, à l'influence du climat, et quand je dis climat, je prends le mot dans son sens le plus étendu, ne me bornant pas à la simple condition géographique, mais tenant compte de la topographie du pays et de ses conséquences. Ce que j'avance est d'autant plus certain, qu'il suffit d'un coup d'œil général sur la pathologie du foie, pour reconnaître combien, suivant les pays, ses états pathologiques se trouvent diversement répartis. La condition de température seule suffit pour établir la fréquence ou la rareté d'une même maladie d'un pays à un autre ; les affections hépatiques de nature inflammatoire, celles qui s'unissent à un trouble des fonctions biliaires, les relations qui existent entre les dites fonctions et certaines maladies générales, comme les fièvres paludéennes, la fièvre jaune, etc., sont considérées comme propres aux pays chauds, les affections d'un autre genre que modifie la texture même du foie, les productions ou formations étrangères à l'organisme, comme diverses espèces de kystes, se rencontrent avec plus de fréquence dans les pays froids, et on pourrait presque dire qu'elles viennent y remplacer les premières ; de telle sorte que, variant de climat, les maladies du foie ne feraient que varier, sans qu'en réalité les conditions de l'humanité se trouvent améliorées.

Non-seulement cela, mais encore certaines maladies, propres à deux pays présentant entre eux de grandes analogies de climat, ne sont cependant pas identiques. Cette anomalie apparente, je la comprends en considérant qu'il arrive avec les maladies ce qui a lieu avec les plantes, qui, transplantées dans des pays paraissant identiques à ceux où elles sont nées, s'y acclimatent en général, c'est-à-dire y vivent, mais si la plante même ne subit aucune modification, nous voyons fréquemment son fruit changer d'une façon notable, et souvent ne pas arriver à maturité ; dans les plantes communes à deux pays, nous trouvons des différences dans l'individu même, et de plus grandes encore dans son fruit.

Un fait semblable se produit, à mon avis, dans les abcès du foie ; c'est une maladie commune dans des pays qui, entre autres conditions, ont une certaine température ; mais ce n'est peut-être pas là le point le plus important ; il n'existe pas de comparaison entre la température bénigne du plateau central de Mexico et celle de ses côtes ; entre cette température et celle qu'on observe dans différents points de l'Andalousie, en Espagne. Cependant, en tous ces lieux, comme dans l'Inde et en Afrique, on rencontre les abcès du foie. La nature — comme si elle voulait se jouer de nos calculs — nous laisse voir de temps à autres des cas de cette affection dans les pays les plus froids. Ces faits viennent démontrer que ce mal peut devoir son origine à diverses causes, mais que des influences climatologiques dépendent sa fréquence, ses formes et sa gravité, c'est-à-dire que la maladie est une, mais qu'elle est variable dans ses formes.

Je crois que ce que je viens d'exposer, a lieu en effet. La plupart des auteurs traitent de l'hépatite comme d'une inflammation unique qui peut se terminer par la suppuration, constituant ce que l'on nomme un abcès du foie. Nous opinons d'une manière distincte : l'inflammation hépatique existe certainement, mais rarement elle se termine par la suppuration, et elle cède avec plus ou moins de facilité aux moyens qui lui sont opposés ; elle se présente tout d'abord d'une manière franche, sa marche est constante dès le début. Dans d'autres cas, il n'en est pas de même : le mal s'annonce d'une manière insidieuse, quoique ses symptômes aient des rapports avec ceux de l'hépatite commune, ils ne se groupent pas de la même manière, la marche est rapide et conduit promptement à une terminaison qui est la suppuration. Nous disions en outre que cette terminaison est presque fatale. Quelquefois elle s'effectue en peu de jours avec des signes inflammatoires presque nuls.

Un fait rare et digne d'appeler l'attention, c'est que parmi les causes qui déterminent l'hépatite, on compte ceux qui agissent traumatiquement, et parmi les nombreux cas d'abcès du foie que compte M. Jimenez, et ceux que j'ai observés moi-même, il n'y en a pas deux peut-être desquels on puisse dire d'une façon fondée que la maladie reconnaisse un accident de cette nature.

Quand on étudie les causes qui, à Mexico, amènent la suppuration du foie, on trouve que la moitié environ des cas a pour origine des indigestions graves ; de là cette idée que les matières mal digérées et altérées peuvent être entraînées par l'absorption dans le système hépatique, y déterminer une altération dans toutes ses fonctions, conduisant à la suppuration.

Cette idée sur la pathogénie de la suppuration du foie ne laisse pas que d'être intéressante; l'observation suivante publiée, il y a deux ans, par notre confrère M. Hidalgo Carpio, dans le journal de la Société de médecine de Mexico (N° du 15 octobre 1865), rappelle ce qu'on observe quelquefois à la suite de l'empoisonnement par le phosphore.

Observation I. — *Jeune étudiant en médecine ayant avalé du phosphore. — Pendant les cinq premiers jours il offre des symptômes d'indigestion. — Le 6e jour de la fièvre, vomissements, douleur à l'hypocondre et à l'épaule droite, ictère, gonflement du foie. — Le 8e jour, aggravation de ces symptômes. — Mort.* — Un jeune étudiant en médecine, âgé de 13 ans, d'une constitution robuste, sain, un jour après déjeuner fit fondre du phosphore dans de l'eau chaude, et, voulant lui donner la forme de cylindres, il se servit, pour les absorber, d'un tube de verre; dans ce moment, le phosphore parvint jusqu'à sa bouche, et il en avala une petite quantité; cette quantité dut être bien faible, car le jeune homme doutait s'il avait avalé quelque chose. Il dîna à son heure habituelle et prit des aliments indigestes; dans l'après-midi, il eut des vomissements et des douleurs d'estomac.

Jusqu'au cinquième jour, il y eut persistance de ces phénomènes, le deuxième jour il y eut de la fièvre, mais elle disparut au cinquième jour; on crut qu'il s'agissait d'une indigestion qui fut combattue comme telle; le malade se plaignant de la faim, les aliments furent augmentés, car jusqu'à ce jour il avait été soumis à la diète.

6e *jour*. — Retour des vomissements bilieux, fièvre, légère douleur à l'épigastre, augmentée à la pression, douleur dans le dos et à l'épaule droite, le foie débordant les côtes qui lui correspondent, ictère.

Prescription. — Sangsues au foie, pour tirer 8 onces desang, cataplasmes émollient, boisson délayante, diète.

7e *jour*. — La fièvre continue, accélération du pouls, l'icètre plus intense ; la douleur s'étend de l'épigastre à l'hypochondre droit, vomissements bilieux, le foie déborde les côtes d'environ deux doigts ; urine ictérique, soif.

Prescription. — Calomel à doses refractées, saignée — 6 ou 8 onces — boissons et topiques émollients. A peine la saignée terminée (elle eut lieu à deux heures de l'après-midi), que survinrent des vomissements noirs et des vertiges, suivis d'évacuations du même aspect, la douleur épigastrique s'exaspéra et le pouls se concentra, puis vinrent la soif, la sécheresse de la bouche et des freliginosités, commencement de délire avec beaucoup d'inquiétude, ne permettant pas au malade de pouvoir rester une minute dans la même position, stupeur alternée de délire, sueur froide, coma, mort huit heures après l'apparition du vomissement de sang. Les médecins, qui, peu de temps avant, virent ces symptômes, crurent, les uns à une hépatite, les autres à une ictère grave et maligne.

M. Jimenez rapporte avoir observé un empoisonnement par le phosphore chez un adulte, accompagné d'ictère et des symptômes aigus de l'inflammation intestinale et du foie. Dans les cas légers ou bien l'on n'observe rien ou seulement se présentent quelques signes de dérangement des fonctions du foie.

C'est ainsi que j'ai vu au mois de juillet, dans le service de M. Noël Guéneau de Mussy, à l'Hôtel-Dieu, un homme qui, par accident, avait absorbé de l'eau mélangée de phosphore, et chez lequel apparut l'ictère.

Ces faits nous démontrent qu'il y a une grande étude à faire dans l'étiologie et la pathogénie des inflammations hépatiques, et l'expérimentation peut contribuer à leur solution.

De ces faits, exposés ici très-sommairement, et d'autres que nous présenterons plus tard, il ressort que nous croyons fondée l'opinion qu'il faut établir une différence entre l'hépatite aiguë simple qui a ordinairement une terminaison favorable, et celle qui, au contraire, a presque toujours pour terminaison fatale la suppuration ; c'est à celle-là que nous donnerons le nom d'hépatite suppurante, car c'est elle qui donne plus communément lieu aux abcès du foie.

Les symptômes produits par l'hépatite simple sont trop connus pour que nous nous arrêtions à les mentionner ici, il nous suffit de dire que, s'ils présentent quelque analogie avec ceux de l'hépatite suppurante, c'est seulement dans les cas où celle-ci reconnaît pour cause une indigestion grave et même en ce cas, il existe une grande différence dans l'ordre et la marche que présentent ces symptômes, mais quand ceci n'a pas lieu, il y a une période d'une durée variable qui précède la manifestation des phénomènes qui conduisent à la découverte de l'état morbide du foie.

Durant cette période le mal semble avoir son siége dans les fonctions digestives, et principalement dans la digestion stomacale, il se produit dans la bouche un certain goût, quelquefois amer, sécheresse, soif variable, diminution de l'appétit; phénomènes dyspeptiques qui se révèlent par une pesanteur de l'estomac après l'ingestion des aliments, incommodité notable dans cette région, le goût des aliments revient à la bouche, il y a des éructations, pyrose, parfois des envies de vomir, et même des vomissements de matières bilieuses, météorisme fréquent et de temps en temps diarrhée qui apparaît et disparaît pour quelques jours.

Cet assemblage de phénomènes a une grande importance, non-seulement parce qu'il imprime un cachet particulier à l'affection hépatique; mais encore parce que, comme nous le verrons plus loin, il conduit à l'interprétation d'autres faits, interprétation distincte de celle qui leur a été donnée jusqu'à ce jour.

Après un temps plus ou moins long le véritable siége du mal commence à se révéler par des symptômes plus significatifs, les digestions sont plus pénibles, le malade ressent une incommodité dans l'hypochondre droit, ce qui annonce une augmentation du volume du foie, il apparaît dans cette partie une douleur qui se reflète avec fréquence dans l'épaule du même côté et qui, quelquefois, s'étend jusqu'au bras, ou pour le moins détermine dans le membre un sentiment de fatigue, de débilité ou d'engourdissement.

Quand l'augmentation de volume du foie est déjà assez considérable les phénomènes indiqués s'exagèrent, il apparaît un mouvement fébrile et dès lors la maladie suit une marche rapide, de manière que dans un laps de temps d'environ deux ou trois semaines la suppuration s'est formée et réunie dans une collection plus ou moins grande ; alors il existe déjà un mouvement fébrile intermittent, des sueurs, etc., qui ne laissent aucun doute sur l'existence du pus.

On voit par ce que nous venons d'exposer, et l'étude de quelques observations viendra à l'appui, que l'affection hépatique qui comprend ou forme le groupe des abcès du foie, possède un caractère qui la sépare de ce qui constitue l'inflammation pure et simple du foie ou de l'hépitate proprement dite.

Pour que l'on ne m'attribue pas l'idée que je considère l'hépitate simple comme peu grave, et pour servir de point de comparaison, je vais citer l'historique d'une inflammation aiguë du foie publiée par M. Robredo, en avril 1844, dans le journal de la société philo-iatrique.

Observation II. — *Hépatite aiguë, terminaison par la suppuration en onze jours. — Mort rapide occasionnée par la rupture d'un abcès. — Autopsie du cadavre : Réflexion.* — L. Cendejas, âgée de 29 ans, ouvrière en cigares, d'une constitution bonne, quoique débile, ayant une menstruation bien réglée et très-abondante, tomba malade pour la première fois de sa vie le 4 mars 1844.

Elle éprouva une violente colère et, pour prévenir ses effets, on l'obligea à prendre un peu d'eau-de-vie, pour laquelle elle avait toujours éprouvé une grande répugnance, ainsi que pour toutes les liqueurs spiritueuses. Une heure après il y eut vomissement d'un peu de bile verte, frissons violents et fort prolongés, douleur aiguë et profonde dans l'hypochondre droit : Dans la nuit il lui fut impossible de dormir, elle eut beaucoup de fièv a compagnée d'une soif très-ardente ;

on lui donna pour boisson une décoction de graine de lin et le jour suivant on eut recours à moi pour lui donner des soins.

Le 5 au matin, je la trouvai dans l'état suivant : Physionomie animée, pouls dur, plein et fréquent (120). Céphalalgie frontale, langue chargée, soif intense, peau sèche et ardente, douleur aiguë à l'hypochondre droit augmentée par la pression, et se faisant sentir sous l'omoplate du même côté, son mat et résistance au bord des fausses côtes, anorexie, constipation.

6e *jour.* — La nuit passée a été très-agitée, la céphalalgie a diminué, mais la douleur de l'hypochondre paraît plus intense : la peau moins aride, le pouls faible et moins fréquent (115) ; il n'y a pas eu de vomissements ni de nausées, mais il y a eu des évacuations alvines très-fréquentes.

La malade passa cette journée moins mal que la précédente.

7e *jour.* — La douleur de l'hypochondre continue, la céphalalgie a disparu, le pouls est faible, concentré et très-fréquent (127), absence d'appétit, mais une soif très-intense, apparition de quelques indices de sang hémorrhoïdal.

Durant ce jour la douleur de l'hypochondre se calma un peu, et la malade eut des évacuations abondantes.

8e *jour.* — La nuit a été aussi pénible que la nuit précédente ; la douleur n'a pas permis un seul instant de repos, la physionomie exprime une profonde souffrance, le pouls se maintient faible, fréquent (126), la langue n'est pas chargée et il y a absence de signes ictériques, la pression de l'hypochondre est très-douloureuse, sa résistance et le son mat ont acquis une plus grande extension ; la malade attribue tout son mal à la faiblesse, et désire manger quoiqu'elle n'ait pas d'appétit; pendant la nuit il n'y a pas eu de sang hémorrhoïdal ni d'évacuations alvines.

9e *jour*. — Le pouls est un peu plus développé, mais toujours très-fréquent (125), la peau est humide, les veines externes ont grossi, la respiration est faible par la raison que les grandes inspirations augmentent les douleurs; le bras droit ne peut se mouvoir sans douleurs dans l'omoplate, la percussion donne un son obscur à la base du poumon droit; l'auscultation ne permet pas de percevoir la respiration dans les mêmes points, malgré les lavements, il n'y a pas eu d'évacuations alvines ; la langue présente son aspect normal, mais la soif est toujours intense, il y a quelques douleurs de ventre, semblables, suivant le dire de la malade, à celles qui, quelquefois précèdent chez elle la menstruation, quoique la période du flux ne soit pas encore arrivée.

La journée fut très-agitée, mais la malade put enfin obtenir quelques moments de sommeil.

10e *jour*. — Le pouls est concentré, faible et donne 128 pulsations à la minute, l'hypochondre est très-développé et douloureux spécialement au toucher, la peau est aride, la langue propre et pâle, la soif a diminué, quelques évacuations alvines ont fait disparaître les douleurs de ventre, l'inclinaison sur le côté gauche fatigue beaucoup la malade et produit une sensation de tiraillement très-douloureux, l'urine présente beaucoup de sédiments couleur de brique.

Pendant la nuit, la douleur de l'hypochondre s'exaspère au point de ne pas laisser dormir la malade.

11e *jour*. — Le pouls est moins concentré et fréquent, la douleur de l'hypochondre a perdu un peu de la véhémence de la nuit, la malade ne peut s'expliquer les caractères du mal qu'elle éprouve; mais à son avis il s'aggrave; la peau est humide, la langue ne présente aucune variation, il n'y a pas eu de selles, l'urine est rare et sédimenteuse, quoique sans ardeur; l'épipastique qui est appliqué soulève une forte ampoule qui produit beaucoup de sérosités, mais, l'épiderme enlevé, la peau présente une couleur très-pâle.

Dans l'après-midi la malade éprouva des frissons forts et prolongés et la fièvre s'exaspéra.

12e *jour*. — La malade a sué beaucoup dans la matinée, le pouls est faible, mou et moins concentré (105); la soif a augmenté, la langue ne présente aucun changement, la douleur est moins véhémente, mais elle s'augmente au moindre mouvement.

13e *jour*. — La malade a eu pendant la nuit précédente de forts frissons, et dans la matinée elle s'est vue couverte de sueur; le pouls est faible, un peu irrégulier et donne 120 pulsations à la minute, la langue est chargée et les gencives présentent quelque tuméfaction avec quelques points violets; il y eut de la soif et quelques déjections alvines qui n'avaient pas l'aspect bilieux et qui occasionnaient des douleurs de ventre.

La douleur de l'hypochondre est pulsative et très-véhémente, la tuméfaction de cette région est très-grande, et il y apparaît une tumeur aplatie sans fluctuation ou très-obscure qui s'étend de l'hypochondre droit à celui de gauche et de la partie inférieure des côtes asternales droites à la région iliaque du même côté, les limites de cette tumeur sont nettement circonscrites, et dans les diverses positions que l'on fait prendre à la malade, on perçoit que la peau joue librement sans avoir aucune adhérence avec la tumeur; le mouvement d'inclinaison est difficile, et il ne peut avoir lieu que du côté droit; il n'y a aucun signe d'ictère, hoquet, toux ni œdème aucun, l'urine est rare et chargée de sédiments; la malade n'a pu obtenir le sommeil et elle a pris 48 grains de proto-chlorure de mercure, le vésicatoire est recouvert d'une pellicule complétement sèche et absolument indolente.

Ce jour-là, MM. Landgrave et Jimenez vinrent en consultation avec moi auprès de la malade, et nous convînmes uniquement que la terminaison de cette hépatite devait s'opérer par suppuration.

Le 14, à deux heures de l'après-midi, mort de la malade.

En m'informant des circonstances qui avaient précédé et accompagné la mort, on m'assura que jusqu'à midi la malade se trouvait dans l'état même où nous l'avions vue la veille; mais qu'à cette heure elle prit quelques aliments qui lui causèrent des nausées et qui furent vomis; elle se plaignait en même temps de douleurs très-aiguës dans toute la région du ventre qui ne lui permettaient aucun mouvement et ne la laissaient pas même respirer, elle se refroidit, la bouche devint sèche, sa figure se décomposa, et à deux heures de l'après-midi, après une courte agonie, elle exhala le dernier soupir.

Le traitement consistait en émissions sanguines à l'hypochondre, aux cuisses et à l'anus, en lavements purgatifs, calomel à petites doses et boissons délayantes.

Autopsie. — L'abdomen ouvert et le météorisme intestinal dissipé, nous trouvons l'estomac vide, non injecté et sans aucune altération, le duodenum contient un peu de mucus et une faible quantité de pus ; il ne contient pas de bile, et lavé il ne présente aucune altération notable, le reste de l'intestin grêle est sain ; le côlon contient quelques matières excrémentitielles et une forte injection ponctuée qui ne se dissipe pas au lavage et qui est encore plus notable dans l'arc ascendant et auprès du cœcum ; cette injection diminue à mesure que l'on approche de la fin du gros intestin. Dans le ventre il reste une quantité de suppuration bien formée, d'environ 4 onces ; le péritoine a perdu sa transparence, il est sec et fortement injecté.

Le pancréas ne présente aucune altération. La rate paraît un peu friable. Les reins sont pâles et la substance tubulaire présente quelques taches livides. La vessie contient un peu d'urine. Les organes de l'appareil génital sont entièrement sains.

Le foie est extraordinairement volumineux et n'a contracté aucune adhérence avec les organes circonvoisins ; ses ligaments, aussi bien le suspenseur que le coronaire et le latéral, sont injectés. A l'ouverture de cette cavité se trouvent dessous la capsule de Glisson, à une profondeur plus ou moins grande, huit abcès dans le grand lobe, quatre dans le lobe moyen et deux dans le lobe de Spigel ; ces abcès contiennent tous diverses quantités de suppuration, à l'exception d'un seul situé à la face concave du foie auprès du sillon longitudinal, qui avait été vidé par deux petites ruptures que présentait la capsule. Chacun de ces abcès contient une quantité de pus qui varie de 1/2 à 4 onces ; sa qualité est, pour la plus grande partie, celle du pus du tissu cellulaire, nommé *louable* par les auteurs anciens ; mais dans deux ou trois de ces abcès, spécialement dans ceux du lobe moyen, il est sanguinolent, visqueux et présente les caractères du pus hépatique. La vessie du fiel est très-distendue et pleine de pus blanc, quoique je ne puisse savoir si elle communiquait directement avec l'un des abcès, comme il est à présumer, parce que ses tuniques lavées ne présentent aucune altération. La substance parenchymateuse dans les points qui n'ont pas été détruits par la suppuration, et qui sont ceux qui séparent entre eux les abcès, est très-friable et présente l'aspect de l'hépatisation rouge du poumon. Les veines sont augmentées de volume et pleines de sang liquide. En faisant quelques incisions et laissant se mêler le sang qui sort avec le pus blanc des abcès, il résulte ce qui est connu comme suppuration propre du foie.

Les poumons sont pâles, crépitants et sains, celui de droite est réduit presque à la moitié de son volume ordinaire.

Cette observation si complète présente le type d'une hépatite aiguë, et l'on verra par les observations qui suivront combien elle diffère de l'autre forme.

§ 2

SIGNES PHYSIQUES DES ABCÈS DU FOIE. — FLUCTUATION ÉPIGASTRIQUE ET INTERCOSTALE. — DIAGNOSTIC.

Le but principal de ce travail est d'insister plus que je le fis devant le congrès international sur le traitement opératoire qui, à Mexico, est appliqué aux abcès du foie, et de mettre sous les yeux du lecteur les observations nécessaires ; ce que je ne pus faire alors. Pour la même raison, je n'étudierai pas aujourd'hui le mal dans tous ses détails ; j'insisterai seulement sur les points qui me paraîtront les plus importants.

L'augmentation de volume, en général assez considérable, qu'éprouve le foie par le fait de l'inflammation et par la suppuration qui s'accumule dans son intérieur, donne lieu à un ensemble de signes physiques qui ont une grande importance pour le diagnostic et pour le traitement.

L'augmentation progressive du volume de l'organe et de son poids fait qu'il arrive promptement à dépasser le bord costal, ce qui peut être reconnu au toucher à travers les parois du ventre ; de ce côté il est très-commun que, dans son développement, il arrive jusqu'auprès de la cicatrice ombilicale comprenant partie de la région épigastrique ; si l'abcès est plus considérable, il peut dépasser ces limites et s'étendre jusqu'à l'hypochondre opposé. En même temps, il repousse le diaphragme, envahit la cavité thoracique, replie et comprime le poumon. Mais plus encore; les côtes sont rejetées en dehors, l'hypochondre et la base du thorax du côté droit paraissent plus voûtés, et de fait, en mesurant on reconnaît qu'il excède l'autre côté ; dans ce mouvement de répulsion des côtes, les espaces intercostaux se trouvent élargis, phénomènes qui n'avaient pas passé inaperçus aux yeux de tous les praticiens.

En même temps que se produisent ces phénomènes physiques, d'autres phénomènes vitaux ou organiques suivent leur marche. Le foie enflammé contracte des adhérences fréquentes avec les parties et organes qui lui sont immédiats; elles sont presque constantes avec le diaphragme, quelquefois avec les parois abdominales et thoraciques, l'estomac, l'intestin, les reins, le péricarde, et aussi avec la plèvre, pour s'ouvrir dans sa cavité et s'étendre au poumon même, ce qui est aussi très-fréquent. Cet effet d'un travail inflammatoire de contiguïté ou de propagation a pour objet de préparer une voie à la suppuration qui résulte du travail destructeur en train de s'effectuer dans le parenchyme hépatique ; c'est l'effort préparatoire et préventif de la nature pour expulser à l'extérieur la matière, véritable corps étranger, avec le moindre risque pour l'individu. Cependant ce travail ne s'opère pas toujours, ou bien la nature se voit trompée, et cette expulsion a lieu par un point qui n'est pas préparé; dans ce cas, le péril est beaucoup plus grand et fréquemment au-dessus de toute espèce de ressources.

Nous possédons, par conséquent, pour le diagnostic des abcès du foie, les antécédents du malade, jusqu'au jour où il se présente à nous, et, par conséquent, l'histoire de sa maladie, les symptômes généraux et locaux qui résultent de l'augmentation du volume du foie qui renferme un liquide dans son intérieur. Nous trouverons, pour la même raison, l'augmentation de volume de l'hypochondre droit, la tumeur plus ou moins volumineuse dans ladite région s'étendant plus ou moins dans la région épigastrique, la douleur spontanée et produite par la pression, accompagnée quelquefois de la douleur sympathique de l'épaule, la séparation des espaces intercostaux, le son sourd dans toute la partie du ventre qui correspond à la tumeur et qui se prolonge jusqu'à la cavité de la poitrine où se note l'absence du murmure respiratoire.

Telle est la réunion des signes physiques en plus grande partie, qui, réunis aux phénomènes généraux, à l'examen des autres appareils et aux antécédents, constituent des éléments très-importants pour le diagnostic. Mais il existe un point capital, et c'est celui-là que l'on cherche. Il s'agit de savoir si le foie, dans ces conditions, est en suppuration, si cette suppuration a quelque signe caractéristique, et s'il est possible de la reconnaître assez à temps pour lui ménager une sortie à l'extérieur.

Tous les auteurs — comme je l'ai dit autre part — ont parlé de la fluctuation comme d'un signe des abcès du foie, mais quand on arrive à reconnaître cette fluctuation, c'est parce que le mal est avancé et que les adhérences du foie avec la paroi abdominale, ou moins souvent avec la paroi thoracique, ont placé, pour ainsi dire, le pus au-dessous de la peau ; on a reconnu, il est vrai, ce même signe dans la région hypochondriaque et avant la formation des adhérences ; mais quiconque a un peu de pratique, reconnaîtra facilement que c'est un signe qui demande un exercice et un tact peu communs. Dans tous les cas, les auteurs n'ont attaché d'importance qu'à cette fluctuation que j'ai appelée la *fluctuation épigastrique*. Je ne veux pas reproduire ici ce que j'ai déjà exposé dans ma communication au congrès pour démontrer cette vérité ; mais il est tellement certain que le diagnostic des abcès du foie présente de graves difficultés, qu'un praticien fort distingué, et des plus compétents dans la matière, comme l'est M. Rouis, dit ce qui suit dans son ouvrage spécial : « L'existence des abcès du foie se traduit rarement par des signes pathognomoniques ; on n'arrive guère à la constater que par voie d'exclusion, c'est-à-dire en recherchant si les symptômes qu'on observe ne se rapportent pas à aucune autre lésion du viscère ou à celle d'un organe voisin[1]. »

La fluctuation cependant, recherchée en autre lieu, est un signe de beaucoup d'importance, et M. Jimenez l'a toujours fait comprendre ainsi dans sa clinique. Elle doit toujours être recherchée dans les espaces intercostaux, généralement du 6e au 10e, généralement entre la ligne verticale tirée de l'aisselle et de la mammaire, quelquefois même un peu plus en arrière ; il est clair que ce signe recherché jusqu'à ce jour seulement pour les abcès, reconnu dans quelques épanchements de poitrine, devait s'étendre à toute collection liquide du foie ; c'est ainsi que je le comprenais et je ne me suis pas trompé — comme j'aurai lieu de le démontrer — mais une fois

[1] Rouis, *Traité des suppurations du foie.*

la fluctuation reconnue dans ces points, l'étude des antécédents, l'examen des différents symptômes, la marche de la maladie, décident la signification de cette fluctuation et viennent à être dans ce cas le signe pathognomonique. Mais lors même que son existence ne suffirait pas à décider de la nature du mal, on verra plus loin quelle est sa valeur dans la pratique.

Manière de procéder pour reconnaître la fluctuation. On place l'extrémité de l'index ou du pouce dans l'un des espaces intercostaux, le doigt placé dans l'extension, on déprime lentement les tissus jusqu'à sentir certaine résistance; alors on retire le doigt peu à peu en le maintenant toujours en contact avec les tissus qui ont été déprimés; cette manœuvre se répète plusieurs fois sur le même point avec plus ou moins de rapidité; d'un point on passe à un autre, parcourant ainsi tout le long des différents espaces intercostaux. S'il existe du liquide dans l'intérieur du foie, à la dépression on sent une mollesse qui n'est pas normale, et dans le mouvement de rétrocession l'extrémité du doigt perçoit le choc de l'onde liquide. L'exercice apprend à distinguer la vraie fluctuation de la fausse que l'on perçoit normalement dans ces différents points. Il existe cependant des cas difficiles où un léger épanchement dans la plèvre ou dans le péritoine produit une fluctuation véritable, mais trop superficielle, moyen qui a permis à M. Jimenez de reconnaître dans ce cas un épanchement inappréciable par tout autre moyen d'examen. En outre, dans ces cas, en changeant le malade de position, on déplace le liquide et on peut s'assurer si le fait est réel ou non. Malgré tout cela, soit pour la profondeur où est placé le liquide, soit parce qu'il n'est pas bien formé ou aggloméré, ou pour toute autre circonstance, on peut hésiter à assurer l'existence du pus ; ces cas difficiles, quand tous les autres symptômes ne viennent pas éclairer le diagnostic, sont les plus rares, et ces difficultés se rencontrent toujours dans toute pratique, et quand il y a de l'hésitation, on est toujours près de la certitude, et dans le cas qui nous occupe, l'intervention active n'est pas aussi périlleuse que l'on croit, ainsi que nous espérons le démontrer.

Qu'il me soit permis de payer ici un tribut à la justice. Sans avoir connaissance de ce qui se passe depuis longues années dans la pratique à Mexico, M. Jaccoud publiait, dans la *Gazette des hôpitaux* du 30 juillet 1867, une intéressante observation d'abcès du foie que je citerai plus tard, et dans laquelle, guidé par sa pénétrante intelligence, il eut recours à la recherche du signe de la fluctuation intercostale, et arriva à pratiquer le procédé en usage à Mexico avant les modifications qui y ont été apportées depuis, modifications avec lesquelles il est en usage aujourd'hui. Il est évident que si M. Jaccoud avait eu occasion d'observer un plus grand nombre de cas, il serait arrivé à ce dernier point, et je ne doute pas qu'appliqué, comme je l'ai indiqué, à toutes les collections liquides du foie, le traitement des kystes principalement va souffrir une grande modification.

Nous avons eu à parler plusieurs fois des difficultés du diagnostic ; l'étude de ce point nous conduirait trop loin, nous nous bornerons pour le moment à citer deux faits qui touchent plus directement au traitement chirurgical.

Nous reproduisons ici l'observation de M. Jaccoud :

Observation III. — *Abcès du foie. — Ponctions multiples. — Pleurésie suppurée. — Autopsie.*

(Observation recueillie par M. Georges Dieulafoy, interne du service.)

Le 2 du mois de mars, le nommé S..., âgé de trente-cinq ans, exerçant la profession de boulanger, entre à l'hôpital Saint-Antoine, salle Saint-Joseph, dans le service de M. Jaccoud. L'amaigrissement du malade, sa teinte jaune sale, qui tient le milieu entre la couleur due au cancer et l'aspect que donne l'intoxication palustre, font penser d'abord à l'existence d'une cachexie.

Ce que l'on peut saisir de plus net, d'après les renseignements que donne le malade, c'est que, jouissant habituellement d'une bonne santé, il n'est arrêté que depuis deux mois seulement. Ses forces ont notablement diminué; une diarrhée, peu inquiétante, du reste, ne le quitte pas, et tous les jours, à peu près à la même heure, vers midi, il est pris d'un accès de fièvre dans lequel les frissons ont la plus large part.

Comme hérédité, rien d'important à signaler; comme antécédents, notons une légère atteinte de choléra pendant l'épidémie de 1866.

Les différents viscères sont examinés avec soin. Le thorax est bien conformé, les poumons paraissent sains, la rate n'est pas hypertrophiée, le foie seul est un peu plus volumineux qu'à l'état normal.

Les urines sont traitées par divers réactifs; on n'y trouve ni sucre, ni albumine, ni matières colorantes de la bile.

Basé sur de tels signes, le diagnostic dut rester en suspens; on s'en tint aux indications, et instituant la médication des symptômes, on donna contre la diarrhée 5 grammes de bismuth, avec une dose égale de craie préparée, et contre les accès fébriles quotidiens, 6 grammes de quinquina dans du café noir.

Dès le lendemain, les accidents étaient modifiés; la médication fut répétée trois jours de suite; les frissons disparurent et la diarrhée s'arrêta.

Toutefois, il était évident qu'on avait combattu les symptômes, mais qu'on n'avait pas déraciné le mal.

Quinze jours se passèrent. L'appétit était mauvais, le pouls faible, la teinte cachectique se prononçait, l'amaigrissement faisait des progrès, des frissons reparaissaient de loin en loin, et un réseau des veines sous-cutanées se dessinait dans la région du foie, qui devenait plus saillante.

L'idée d'un cancer hépatique se présente, et pendant quelques jours, un peu à regret, mais faute de mieux, on s'en tint à ce diagnostic.

2 *avril.* — Le volume du foie a fait des progrès, on remarque surtout une saillie située dans un espace compris entre la septième et la dixième côte d'une part, et d'autre part entre les lignes axillaire et mammaire prolongées. La matité commence en haut, au niveau de la cinquième côte, et ne s'arrête qu'à deux travers de doigt, au-dessous des côtes flottantes.

8 *avril.* — La région hépatique n'est plus douloureuse, le réseau veineux superficiel est très-caractérisé; les dernières côtes refoulées, placées dans la situation qu'elles occupent au moment d'une forte inspiration, tiennent les espaces intercostaux constamment élargis, de sorte qu'en pressant à ce niveau, on éprouve sous

les doigts comme une sensation de fluctuation profonde et mal caractérisée. Alors, tenant compte de l'accroissement rapide de cette tumeur qui se formait sous nos yeux, de la diarrhée qui se montrait par moments, des frissons du début, on s'arrêta à cette idée qu'il y avait en ce point une tumeur liquide, purulente ou en voie de purulence, et une ponction exploratrice fut décidée pour le lendemain.

9 *avril.* — La ponction au moyen d'un trocart est faite dans le huitième espace intercostal, à égale distance des lignes axillaire et mammaire prolongées, et aussitôt on voit s'écouler quelques gouttes d'un liquide louche, dans lequel le microscope décèle la présence des globules du pus.

Dès ce moment le diagnostic était confirmé. On retire le trocart, en ayant soin de refouler les parois, pour éviter le contact du liquide avec le péritoine, et une compresse graduée, appliquée sur la piqûre, est maintenue au moyen d'un bandage de corps.

Il n'y avait pas dix minutes que cette ponction avait été faite, que le malade fut pris de douleurs dans le côté droit de l'abdomen, dans l'épaule droite, dans le bras et la main du même côté, comme on l'observe dans certains accès de colique hépatique et dans les blessures de la face convexe du foie, suivant Boyer.

Presque en même temps survint une paralysie à peu près complète du bras et de la main ; la douleur abdominale augmenta ; le pouls s'éleva à 100 pulsations par minute; une péritonite était imminente, et, quoique, suivant toute apparence, elle dût rester limitée, on appliqua pendant six heures des vessies de glace sur le ventre, et le malade prit 25 centigrammes d'extrait thébaïque.

La nuit fut bonne. Le lendemain, les douleurs et autres accidents avaient à peu près disparu.

La ponction exploratrice avait confirmé le diagnostic. La tumeur était liquide et de nature purulente ; mais le problème n'était résolu qu'à moitié. Avions-nous affaire à un abcès, à un kyste hydatique transformé, à un kyste multiloculaire ? On ne pouvait rien affirmer ; ce qu'il y avait de certain, c'est que, quelle que fût la cause de la collection, l'indication était la même, il fallait donner issue au liquide et s'opposer à sa reproduction.

C'était le moment de provoquer des adhérences, soit au moyen de l'acupuncture multiple, soit au moyen de la potasse caustique ; mais dans quel point les établir ? Le foie, et c'était sans doute la partie saine de l'organe, ne débordait les fausses côtes que de deux travers de doigt, mauvais endroit, à coup sûr, pour placer un cautère. Le point le plus saillant de la tumeur était situé au niveau des septième et huitième côtes, mais pour si élargi que soit un espace intercostal (on le voit quand on pratique une thoracentèse), il n'offre jamais beaucoup d'espace à l'opérateur, et en appliquant un caustique à ce niveau, on avait à compter avec les côtes, les vaisseaux et le nerf.

Restaient, comme dernière ressource, les ponctions capillaires sans adhérences préalables ; mais l'essai de la veille était peu encourageant, et cependant il fallait prendre un parti.

Comptant sur les adhérences, quoique faibles, établies par la ponction exploratrice, M. Jaccoud, le 13 avril, en pratique une seconde, un peu en arrière de la première. Afin d'éviter un retrait trop considérable du viscère, on arrêta l'écoulement à 80 grammes; le liquide était purulent, d'odeur fétide, sans traces d'échinocoques. Aucun accident ne suivit cette opération.

15 *avril.* — Nouvelle ponction; après 100 grammes de liquide, on retire l'instrument.

21 *avril.* — On se sert d'un trocart un peu plus gros; 160 grammes de liquide s'écoulent, on pratique une injection iodée de 100 grammes.

22 *avril.* — Les espaces intercostaux sont moins larges, la tumeur est moins volumineuse; le malade mange avec assez d'appétit; une amélioration notable se manifeste; on entrevoit la possibilité d'une guérison.

Le 24, ponction, 100 grammes de liquides; injection, 100 grammes.

On constate au-dessous du sternum une tumeur du volume d'une noix, sans fluctuation, sans matité, et comme le malade porte déjà deux hernies, l'une inguinale, l'autre ombilicale, on suppose que la tumeur nouvelle n'est autre chose qu'une hernie de la ligne blanche.

Le 25, des symptômes d'un autre genre se présentent, la nuit a été agitée, le pouls est à 110; le malade tousse, il est oppressé, et il se plaint d'une douleur située au-dessous du mamelon droit. Dans le cas actuel, une perforation du côté de la plèvre était à redouter, le murmure respiratoire était fort affaibli à la base du poumon; on était en droit de s'attendre à des accidents terribles. Il n'en fut rien; ces troubles disparurent en 36 heures, sauf une dyspnée qui tous les jours devint plus prononcée, et une matité qui envahit à droite la base du thorax. On avait craint une perforation, il n'eut qu'une pleurésie avec adhérences. Mais quelques frissons paraissaient çà et là, la diarrhée était toujours imminente, et chez un sujet en puissance de la diathèse purulente, la pleurésie devait revêtir le caractère purulent.

Le 5 mai, une nouvelle ponction, faite toujours au même niveau, donne issue à 150 grammes de liquide ; la tumeur se vide jusqu'à la dernière goutte, et le trocart, qu'on pouvait d'abord enfoncer complétement, sans rencontrer la paroi opposée de la poche, est arrêté maintenant par une surface résistante, ce qui semble indiquer un retrait de ces parois.

Tandis qu'une amélioration semble se manifester du côté du foie, la lésion pleuro-pulmonaire s'aggrave ; le malade maigrit, une toux continuelle le fatigue, l'appétit est complétement perdu, l'œdème des deux jambes a envahi le côté droit de l'abdomen et du thorax, le poumon droit respire à peine, il y a du souffle et de la matité surtout à la base.

Plusieurs ponctions suivies d'injections sont encore faites dans le courant du mois.

Le 28 deux petites fistules s'établissent naturellement, et le liquide purulent s'écoule goutte à goutte, et d'une manière continue, le long des parois du thorax.

1er *juin*. — Le malade a eu du délire pendant la nuit, l'oppression s'augmente.

2 *juin*. — Mort à 4 heures du matin.

Autopsie. — Le foie augmenté de volume est le siége d'adhérences nombreuses, avec le diaphragme et avec la paroi thoracique. On peut compter une douzaine de cicatrices de la grosseur d'une tête d'épingle, suites des ponctions capillaires; ces cicatrices se détachent en blanc sur le tissu de l'organe. Au niveau de la grosse tubérosité et dans sa partie la plus externe, est une poche du volume d'une orange, sans cloisons à l'intérieur, sans transformation des parois, qui sont partout limitées par le tissu hépatique n'ayant plus qu'un demi-centimètre d'épaisseur sur toute la partie externe de la tumeur. Une incision donne issue à 200 grammes de pus ; il est évident qu'on a sous les yeux un abcès du foie.

Dans la cavité thoracique, du côté droit, le poumon est refoulé et aplati contre la colonne vertébrale; la plèvre, considérablement épaissie et tapissée de fausses membranes, forme une sorte de kyste rempli de pus et reposant sur le diaphragme, qui ne présente pas de perforations apparentes.

Le cœur est repoussé à gauche; le péricarde épaissi, siége d'une péricardite, contient 100 grammes de sérosité purulente.

Les autres organes sont sains ; on ne trouve nulle part ni tubercules, ni abcès métastatique.

Cette observation n'est pas destinée à mettre en relief l'efficacité de la médication, puisque le malade a fini par succomber ; mais la clinique n'a pas seulement pour but d'enregistrer des succès, et l'histoire de cet homme me paraît intéressante à plus d'un titre.

Nous voyons, une fois de plus, qu'une ponction capillaire, pratiquée au niveau du foie, alors même qu'elle est faite avec le plus grand soin, peut entraîner des accidents considérables du côté du péritoine; en pareille circonstance, et avant la ponction capillaire, il serait peut-être avantageux d'introduire une ou deux aiguilles à acupuncture, destinées à établir des adhérences, et laissées en place quelques heures, suivant les conseils de Trousseau[1].

D'après l'observation, il est évident que les parois de l'abcès avaient déjà subi un mouvement de retrait, et l'oblitération complète de la cavité était possible, si deux complications des plus graves n'étaient venues se jeter à la traverse, d'où l'on peut conclure que les ponctions multiples sans canule à demeure, suivies d'injections iodées, constituent un traitement rationnel et efficace dans les maladies de cette espèce.

Telle est l'intéressante observation de M. Jaccoud, et c'est avec regret que je la lus trois jours après avoir déposé entre ses mains ma communication au congrès. Si le temps ne m'avait pas pressé, j'aurais eu la satisfaction de faire mention de ce fait, qui venait en appui aux idées contenues dans cette communication.

Peu de personnes reconnaissent comme moi la haute intelligence de M. Jaccoud, et c'est toujours avec plaisir que j'ai lu ses travaux, j'ai eu occasion d'apprécier en 1865, dans la clinique de l'illustre professeur Trousseau, l'exactitude d'observation de M. Dieulafoy; par conséquent, je demande à l'un et à l'autre qu'ils excusent les observations que je veux faire, guidé seulement par l'intérêt de la science.

J'ai présenté cette observation comme un exemple des difficultés qui se présentent quelquefois au diagnostic, ce fait est d'autant plus favorable à mes idées qu'il s'agit d'un praticien qui possède une réputation scientifique bien acquise.

[1] Trousseau, *Clinique médicale de l'Hôtel-Dieu.*

Les abcès du foie peuvent être comptés parmi les affections, sinon rares, au moins peu communes dans les pays du nord de ce continent, où l'on rencontre plus fréquemment certaines lésions organiques et les kystes de diverses natures; il résulte de ceci que quand un praticien se trouve en face d'un malade atteint d'une affection hépatique, dont les antécédents sont obscurs, dont la symptomatologie présente certains vagues et en même temps quelque analogie avec celle de ces maladies, son jugement incline plutôt vers l'existence de quelqu'une de celles-ci, pouvant appliquer à ces cas, quelque peu obscurs, ce que disait M. Rouis[1], que seulement par exclusion on peut arriver à établir le diagnostic. Nous autres qui habitons les pays où la suppuration du foie est fréquente et certaines maladies plus rares, nous connaissons, par cette seule circonstance, avec plus d'exactitude la symptomatologie de cet accident, nous nous préoccupons d'elle quand le cas peut se présenter, et seulement par exclusion, nous arrivons à supposer quelques-unes des autres maladies. Je ne prétends pas par cela même, ni abaisser d'un côté l'intelligence des uns, ni exalter celle des autres; les circonstances propres dont chacun se voit environné sont celles qui dirigent son jugement.

On voit, dans le cas présent, qu'on a hésité pendant un mois, supposant alors comme possible qu'il s'agissait d'un cancer. Plus tard on s'est douté de l'existence d'un liquide, on a reconnu que c'était du pus et on a douté encore s'il s'agissait d'un kyste hydatique transformé,

[1] Rouis, *Traité des suppurations du foie.*

ou d'un kyste multiloculaire. L'autopsie seule est venue découvrir la vérité. Je trouve la raison de cette incertitude dans les circonstances que j'ai exposées, il y a un instant.

Le malade avait vu sa santé s'altérer depuis peu de temps, elle était détruite ; la couleur de son visage était particulière, sans être celle de la cachexie cancéreuse; il souffrait des voies digestives, et il paraît qu'on a attaché peu d'importance à cette dernière circonstance dans l'observation, en disant qu'il avait une diarrhée peu alarmante ; il eût été cependant important de s'assurer de l'état que conservaient les fonctions digestives depuis une époque antérieure à celle à laquelle le malade se référait, et durant les deux mois qui précédèrent son entrée à l'hôpital, rechercher s'il y avait eu quelques phénomènes dyspeptiques, vomissements, alternatives de diarrhée, ictère de plus ou moins de durée, depuis quand existait la fièvre et de quelle époque datait son caractère intermittent. La connaissance de ces faits eût contribué grandement à mettre en bonne voie de diagnostic.

Franchement, nous ne voyons pas bien clairement sur quoi se fondait la supposition d'un cancer, et nous ne voulons pas nous engager dans une discussion qui, ici, nous éloignerait beaucoup de notre sujet.

La fluctuation, quoique imparfaite, une fois connue, et le liquide extrait ne laisseraient aucun doute sur l'existence d'une collection liquide, et ce pus existait depuis l'entrée du malade à l'hôpital, comme le démontrent les frissons et la fièvre qui apparut d'une manière intermittente. Alors survint une nouvelle hésitation sur la nature de cette collection, et ici le défaut d'antécédents exacts vient se présenter encore comme une cause de difficultés. La supposition d'un kyste hydatique dégénéré ou tout autre était-elle admissible? A la vérité, nous ne croyons pas que l'histoire de la maladie prête suffisamment à un semblable jugement.

Malgré ce qui est exposé, nous répétons une fois de plus que nous comprenons les difficultés que l'on doit éprouver dans ce cas, et nous le disons avec d'autant plus de raison que nous n'avons rien à objecter contre les moyens employés, attendu que l'insuffisance de certitude du diagnostic ne fut pas un obstacle au véritable traitement que réclamait la maladie.

A la première lecture de cette observation, et aujourd'hui encore, un accident qui y est cité m'a fortement appelé l'attention, ainsi que l'interprétation qui lui a été donnée, ce qui conduit M. Jaccoud à certaines réflexions. Je me réfère à la ponction qui se fit avec le trocart explorateur, l'appareil symptomatique qui le suivit de si près, et la qualification de péritonite qu'on lui donna, fait qui, étant certain, influerait beaucoup sur l'extension du procédé par ponction au traitement des collections liquides du foie. On comprendra que je devais être surpris qu'une semblable ponction pût déterminer une péritonite, quand, depuis longues années, je vois faire la ponction du foie avec le trocart commun de paracentèse, quand elle a été faite avec le grand trocart de Chassaignac, et, plus encore, quand on a laissé en permanence un tube à drainage. Cependant, dans les nombreux cas que j'ai eu occasion d'observer, dans ceux infinis de la pratique de M. Jimenez, jamais il ne s'est présenté un seul cas de péritonite, et je m'occuperai plus tard de ce fait extraordinaire. Non-seulement, ainsi que je l'ai pu voir dans un journal (*Archives de médecine*, juillet 1857), Murchison recommande la ponction du foie dans le traitement des tumeurs hydatiques du foie, devant noter qu'il s'agit ici de la ponction au travers de la paroi abdominale, mais je suis sûr que dans ces cas il est plus facile et moins dangereux de pratiquer la ponction intercostale. Pour cela même, je ne crois pas qu'il s'agissait là d'une péritonite; ces symptômes sont identiques à ceux qui accompagnent fréquemment la suppuration du foie, et peut-être la ponction ne fit-elle que les réveiller ; d'un autre côté, la facilité et la rapidité avec lesquelles ils disparurent, et l'innocuité des ponctions ultérieures démontrent qu'il dut en être ainsi, et c'est en vain que l'on argumenterait que la ponction exploratrice détermina des adhérences qui assuraient le succès postérieur. Ces faits ont leur importance, parce qu'ils tendent à répondre aux objections que l'on pourrait faire à la méthode, et en même temps à supprimer l'opération préventive que propose M. Jaccoud et qui a pour but de provoquer les adhérences au moyen d'aiguilles, opération qui, tout innocente qu'on la suppose, pourra ne pas l'être toujours, et que les faits, jusqu'à présent, n'ont pas démontrée nécessaire.

Mon désir serait en cette circonstance de faire connaître des observations intéressantes qui se sont présentées à moi et à d'autres, et dans lesquelles se révèlent les difficultés du diagnostic, mais ceci m'entraînerait très-loin, je me bornerai à en citer une seule, qui, jusqu'à certain point, forme contraste avec l'observation précédente.

Observation IV. — *N..., boulanger, né en Espagne. — Dérangement de sa santé depuis un an. — Troubles digestifs, constipation. — Développement d'une tumeur formée par le foie. — Fluctuation intercostale bien reconnue. — Pas de phénomènes fébriles, consomption continue. — Mort. — A l'autopsie, on trouve un kyste hydatique.* — N..., né à Séville (Espagne), âgé de 36 ans, ouvrier boulanger, paraissant avoir joui d'une bonne santé et d'une bonne constitution, me dit être malade depuis un an et être entré déjà une fois à l'hôpital. Bien qu'il me soit difficile d'obtenir une relation exacte de ses antécédents, ce qui paraît le plus certain, c'est qu'il y a un an, il commença à éprouver une vive douleur dans l'hypochondre droit, sans qu'elle soit provoquée par une cause manifeste. A cette époque, il eut de la fièvre, la douleur n'arriva pas à se calmer et resta fixée à cet endroit sourde et profonde, elle s'étendait, sinon constamment, au moins quelquefois jusqu'à l'épaule du même côté, possédant un caractère de douleur rhumatismale qui produisait l'engourdissement du bras.

La digestion s'altérait quelquefois, il éprouvait un sentiment de pesanteur sur l'estomac, et, ainsi qu'il l'explique, un embarras causé par le développement du gaz. En général, il a été constipé, restant jusqu'à cinq jours sans évacuer, et ses selles se composaient de matières dures et blanchâtres et de quelque peu de sang.

Le mal s'accrut, les symptômes signalés persistèrent et d'autres nouveaux vinrent s'y joindre. Ceux-ci consistaient principalement en une sensation de poids qu'il éprouvait dans la même région, et l'impossibilité de se coucher sur le côté gauche, car il sentait alors une masse qui se déplaçait et produisait une douleur déchirante dans l'hypochondre droit ; en même temps, la respiration s'embarrassait.

Dans cet état, il entra à l'hôpital central de ...., le 15 avril 1867, où je l'examinai pour la première fois le 30 mai.

Le malade, couché sur le dos, laissait voir son visage amaigri, d'une couleur jaune pâle, sans être véritablement ictérique en aucun point ; la peau sèche, plutôt froide, le pouls faible et peu fréquent. Depuis quelques jours, dans l'après-midi, il ressent quelque fièvre, mais sans frissons ni sueur ; pour bien dire, je n'ai pas la certitude de ces faits.

La langue est décolorée et blanchâtre, un peu sèche ; il y a un peu de soif et peu d'appétit. La digestion est un peu difficile, et, comme je l'ai dit plus haut, il y a un peu de constipation, et les matières évacuées sont blanchâtres.

La respiration est quelquefois précipitée et l'anxiété se produit facilement, le poumon résonne bien dans tout le côté gauche ; à droite et en avant, il y a obscurité dans le son à partir de la mamelle, et derrière, un peu plus bas que l'angle de l'omoplate, dans ces endroits le murmure respiratoire est faible.

En général, le ventre n'est pas gonflé ni douloureux, sauf à l'hypochondre droit, où se note une élévation qui correspond au foie et dont les limites seront indiquées plus tard. Le côté droit est voûté, et les côtes, à partir de la septième, rejetées en dehors, sont saillantes, de sorte que la mensuration de la base du thorax donne un pouce et demi de plus pour ce côté-ci.

Le ventre, au toucher, laisse reconnaître une tumeur dure, de superficie lisse et égale, sans adhérences, formée par le foie, dont le bord inférieur descend presque jusqu'à l'ombilic, traverse de là, remontant la région épigastrique et touche au bord costal gauche dans les limites signalées par le toucher.

Le malade continua sans changement notable dans le même état jusqu'aux premiers jours de juin ; en l'examinant fréquemment je me persuadai qu'il existait dans l'intérieur du foie une collection liquide ; mais, malgré mes investigations je ne pus m'assurer de l'existence de signes rationnels qui puissent fixer d'une manière décisive la nature de ce liquide.

Je dus m'absenter et ne pus revoir le malade que le 20 du même mois. En ce qui touchait l'état général, je le trouvai plus affaibli, son état anémique plus prononcé par suite de l'apparition trois fois répétée d'une épistaxis prononcée. En ce qui touche à l'affection principale, elle persistait avec tous les signes déjà signalés, et il était évident pour moi qu'en divers points du 8e au 9e espace intercostal se percevait une fluctuation quelque peu obscure, mais dans un point du 9e espace intercostal, où la pression provoquait une douleur très-vive, son existence était pour moi manifeste.

Le 4 juillet, je dus partir pour Paris, et avant de m'absenter j'examinai de nouveau le malade, qui disait ressentir, dans l'après-midi, depuis quelques jours, un mouvement fébrile accompagné de sueur générale. La couleur de son visage est de jour en jour plus pâle, les fonctions digestives n'ont pas été altérées, la douleur de la région hépatique est quelquefois très-aiguë, les phénomèmes locaux restent les mêmes et la fluctuation dans le 9e espace est manifeste.

Le malade s'affaiblit et se consume lentement, suivant ce qui me fut communiqué, et il succcomba le 24 août.

Je n'ai pas encore la relation bien détaillée de l'autopsie, mais suivant ce que me communiqua M. Roby qui la pratiqua, il existait au milieu du tissu hépatique et contigu à la face inférieure de l'organe une tumeur très-volumineuse, qui n'était autre chose qu'un kyste qui contenait à l'intérieur plusieurs kilos d'un liquide clair et très-transparent. A en juger par les pièces que M. Roby eut la bonté de me conserver, le tissu hépatique n'avait pas souffert d'altération, il était seulement très-décoloré, et quoique conservé dans l'alcool, il ne présentait pas beaucoup de consistance. La bourse qui formait les parois du kyste se compose d'un tissu fibreux d'une résistance extrême et d'une épaisseur notable qui paraît être la capsule de Glisson même. La croissance de la tumeur, sa naissance dans le tissu même du foie et la compression qu'elle causait, avaient déterminé l'atrophie du tissu hépatique et conséquemment la réduction de l'organe.

Au-dessous du kyste indiqué et sans que j'aie pu juger exactement des relations qu'elle gardait, existait une autre tumeur, un peu plus grande que le poing d'un adulte, sphérique, de couleur blanche ; lorsqu'elle fut ouverte, on trouva dans l'intérieur une matière gélatineuse qui, extraite, laissa un espace semblable à une espèce de bourse formée de diverses couches qui pouvaient se séparer facilement, les couches externes et les plus anciennes formaient comme une membrane assez grosse, résistante, élastique, qui n'était pas rompue par une forte traction, collante au toucher, d'une couleur blanc mat, ressemblant beaucoup à la peau humaine lorsqu'elle a été longtemps en macération; la couche interne et la plus récente est de couleur d'ambre, de l'aspect d'une gelée qui se sépare facilement de la membrane en conservant sa forme. J'ignore la nature du liquide qui était enfermé là, mais il est probable que ces membranes étaient le résultat de la solidification de la matière fibrineuse qui entrait dans la composition du liquide qui se déposait peu à peu [1].

[1] La description qu'on vient de lire de la pièce pathologique est tout à fait d'accord avec la dernière communication qui m'a été faite par M. Roby; mais je crains beaucoup qu'il ne se soit glissé quelque équivoque, et pourtant je veux exprimer l'idée que j'ai conçue au commencement.

Il y avait, chez cet individu, un kyste développé dans l'épaisseur du tissu hépatique, et qui, par son développement, comprimait et atrophiait en partie le tissu de l'organe, et c'était la capsule de Glisson, distendue, qui formait la poche fibreuse signalée. A l'intérieur de cette poche s'était formée petit à petit une espèce de dépôt constituant à la fin la poche à parois épaisses, contractiles, de couleur blanche, renfermant les échinocoques.

La structure anatomo-pathologique de la pièce et sa disposition sont bien comprises. On ne conçoit pas, en effet, l'existence d'une tumeur flottant librement dans la cavité abdominale, comme elle y est signalée. L'on doit bien plutôt croire que la capsule de Glisson, divisée, et le liquide écoulé rapidement, la poche intérieure, pour ainsi dire, formant le vrai kyste, et composée d'un tissu contractile au plus haut degré, s'est détachée en se contractant, et est venue tomber dans la cavité abdominale, où l'on supposait le siége de la tumeur.

M. le docteur Ordoñez a bien voulu examiner au microscope ces pièces; il a reconnu qu'il s'agissait d'un kyste hydatique, tout en me confirmant dans ce que je viens d'exposer sur la disposition anatomique.

J'ignore le diagnostic qui avait été formé dans ce cas, je me trouvais pour la première fois dans un pays où la suppuration du foie est rare, je craignais que la différence de climat pût introduire quelque modification, soit dans les symptômes, soit dans la marche du mal; ces raisons firent que je procédai avec prudence.

Ce qui appela fortement mon attention fut l'intégrité des fonctions digestives dès le commencement du mal, et le peu d'altération qu'elles avaient subi après autant de temps, le manque de réaction durant tout le cours du mal et même à sa fin. Les signes locaux, quoique très-semblables, n'étaient pas identiques, pour cela même je me hasardai seulement à dire qu'il existait dans le foie une collection liquide, sans assurer s'il y avait ou non suppuration.

Le cas me paraissait à propos pour appliquer la ponction dans les espaces intercostaux, quelle que fût la nature du liquide; les médecins et chirurgiens de l'hôpital examinèrent le malade, sans pouvoir percevoir la fluctuation, et n'acceptèrent pas le moyen que j'indiquais.

Ce fait me paraît très-intéressant en ce qu'il sert de terme de comparaison, indiquant en même temps le parti que l'on peut tirer du signe important de la fluctuation intercostale pour reconnaître les collections liquides du foie, et menant à l'application, en temps opportun, d'un procédé opératoire simple et avantageux, je crois que les mêmes moyens peuvent être étudiés dans leur application à certains cas de maladie de la rate.

Si, dans le cas signalé, on avait pratiqué la ponction, le liquide aurait été évacué, on aurait fait usage des injections, et on aurait pour le moins prolongé la vie de l'individu.

Ces difficultés du diagnostic, une fois signalées, et ayant donné à connaître l'utilité, pour les vaincre, de la fluctuation intercostale, nous allons dire encore quelques mots sur les abcès du foie, pour aborder ensuite la question de leur traitement chirurgical.

§ 3

ADHÉRENCES DES ABCÈS DU FOIE A LA PAROI THORACO-ABDOMINALE, ET LEURS CONSÉQUENCES.

Les abcès du foie peuvent se rencontrer en nombre variable ; il y a plus généralement une seule collection primitive, ou résultant de la fusion avec une autre ; quelquefois il existe deux collections distinctes, et moins souvent un plus grand nombre. Le liquide que renferment ces abcès, quoique ayant en général certains caractères, subit quelquefois des modifications. Dans les premiers temps, quand, pour ainsi dire, le parenchyme hépatique se trouve ramolli, la canule du trocart donne passage à un liquide épais, d'une couleur semblable à celle du chocolat, d'une odeur particulière, dont les caractères lui ont valu, de la part de M. Jimenez, le nom de pus hépatique, nom vulgaire parmi nos praticiens. Dans ce pus, examiné au microscope, on reconnaît une grande quantité de globules du sang, plus ou moins altérés et marchant à une entière décomposition. D'autres fois, le pus bien élaboré a une couleur jaune *sui generis*, avec les caractères qui constituent le pus nommé *louable* par les auteurs. Dans quelques cas, le produit de la suppuration est si épais, que son passage par la canule est difficile et très-lent.

La cavité du foyer, pratiquée dans l'épaisseur même du parenchyme, a bien rarement ses parois formées par le tissu même du foie, et n'a pas d'ordinaire de cloisons à l'intérieur ; on voit les parois couvertes par la suppuration même, qui forme une couche d'une épaisseur variable, et quelquefois on y distingue comme des lambeaux peu résistants, semblables à ceux que l'on rencontre dans les abcès phlegmoneux; cette couche de suppuration épaisse peut se détacher facilement, laissant à découvert un tissu dur, résistant, craquant lorsqu'on le coupe, comme s'il était fibro-cartilagineux, de couleur blanche dans les couches les plus immédiates au foyer ; d'autres fois la couleur est jaunâtre, et l'on voit interposées d'autres couches d'une couleur bleuâtre qui va se dissipant jusqu'au point où commence le tissu propre de l'organe.

Les dimensions que peuvent atteindre ces foyers sont fort variables, tant par la croissance que peut acquérir le foie du côté du ventre, que par son extension du côté de la cavité thoracique : dans ce dernier cas, il peut contracter des adhérences avec les parois thoraco-abdominales, la plèvre, le poumon, etc., et ces organes peuvent arriver à former partie des parois mêmes du foyer, principalement s'il vient à se produire une perforation qui les fasse se communiquer avec l'abcès. Alors les proportions du foyer atteignent leur point extrême, et nous en avons vu quelques-uns qui s'étendaient de la clavicule à la cicatrice ombilicale.

Lorsqu'une collection purulente est formée dans un point de l'organisme, les efforts de la nature tendent presque toujours à lui faciliter son passage à l'extérieur; c'est ainsi que le travail pathologique va envahissant les tissus immédiats, jusqu'à ce que ceux-ci étant détruits sur un point, l'évacuation du pus ait lieu ; mais quand il s'agit d'un organe comme le foie, placé dans une cavité où, pour ainsi dire, il flotte au milieu des autres organes, si la destruction déterminée par le travail intérieur arrive à la superficie de la glande et la perfore, la conséquence immédiate d'un semblable accident, est l'épanchement dans le péritoine d'un produit éminemment irritant, et de là, en pareil cas, le développement d'une péritonite presque constamment mortelle. C'est ainsi, en effet, qu'il en arrive quelquefois; mais la nature prévient, en général, ces sortes d'accidents. A cet effet, en même temps que le travail destructeur se fait à l'intérieur, il s'en accomplit à l'extérieur un autre qui a pour but d'établir l'adhérence entre le foyer et un ou plusieurs organes immédiats. On rencontre presque toujours l'adhérence avec le diaphragme, et médiatement avec la plèvre et le poumon, ou bien avec l'estomac, avec une partie de l'intestin grêle ou du gros intestin, ou bien enfin avec les parois du ventre, dans la région épigastrique ou ses environs. Indépendamment de ces organes, il en existe d'autres avec lesquels l'adhérence peut s'effectuer; tels sont le péricarde et les reins.

Nous étudions seulement ici la question des adhérences au point de vue du traitement. La pratique chirurgicale est très-souvent une simple imitation de l'action de la nature; l'observation enseigna qu'elle recourait à l'évacuation du foyer hépatique par quelques-uns des points signalés, soit par l'appareil pulmonaire, soit par quelque partie de l'intestin, en la perforant, ou bien à travers les téguments. Cette dernière voie était celle qui se présentait à la portée du praticien; de là naquit le procédé de Bégin[1], qui consiste à déterminer les adhérences des parois du ventre avec la superficie du foie et ouvrir ensuite le foyer; ce procédé a été suivi pour règle générale, subissant quelques modifications entre les mains des auteurs qui l'appliquèrent ultérieurement. Presque tous les procédés recommandés jusqu'à présent ont pour base fondamentale, ou, pour mieux dire, consistaient à déterminer les adhérences du foyer avec la paroi du ventre; quoiqu'on n'ait pas imaginé d'autres moyens plus avantageux, on pourrait faire quelques graves objections à une semblable manière de procéder, en vue de ce que l'expérience est venue nous enseigner. En effet, cette idée qui paraissait si simple — et si naturelle — faire adhérer le foyer à la paroi du ventre pour empêcher l'épanchement du pus, devait paraître fort avantageuse, mais si quelques faits ont paru lui être favorables, et plus encore faute d'autres moyens, il est bien certain, néanmoins, que les adhérences, et surtout en certaines limites et en certaines circonstances, non-seulement ne sont pas avantageuses, mais doivent être réputées préjudiciables et contraires au but que l'on se propose d'atteindre.

. . . .

[1] Bégin.

Je vais premièrement transcrire les dernières notes que je dois à l'obligeance de M. Jimenez qui me les a remises au moment de mon départ de Mexico : des faits qui y sont relatés, j'ai pu suivre et observer le second pendant sa marche.

Voici comment s'exprime M. Jimenez : « Tout le monde sait avec quelle ardeur, à une autre époque, on cherchait à obtenir, par différents moyens artificiels, l'adhérence du foie suppurant avec les parois du ventre, avant de se résoudre à ouvrir le foyer, dans le but d'éviter l'épanchement du pus dans la cavité du péritoine, et les conséquences funestes de cet accident. Aujourd'hui, il est devenu général parmi nous de vider la collection purulente aussitôt qu'elle est découverte, sans s'occuper le moins du monde de l'existence desdites adhérences, pourvu que l'on remplisse certaines conditions qu'il est inutile de rappeler ici. Depuis les travaux qui établirent cette sécurité, se sont présentés à moi quelques cas qui permettent de croire que, dans des circonstances déterminées, loin d'obtenir les avantages que l'on recherchait, loin de produire de telles adhérences, non-seulement on retarde indéfiniment la cicatrisation, mais encore on arrive à être la cause de la perte du malade. » Je choisirai entre ces faits les deux suivants :

Observation V. — *N..., 26 ans, inflammation du foie consécutive, due à des excès d'aliments et de boissons, guérie en apparence, mais avec maintien de quelques symptômes et surtout de la fièvre. — Quelques mois après, l'abcès du foie apparaît avec des symptômes, formant une tumeur adhérente aux parois du ventre avec fluctuation. — Ponction dans le 8e espace intercostal. — Tube à drainage dans le foyer ; diminution et rétraction du foyer. — Persistance d'une tumeur adhérente, amaigrissement, diarrhée. — Mort. — A l'autopsie, on trouve le foyer réduit ; la surface intime aux parois du ventre par des adhérences. —* (1re de M. Jimenez.) — M. N..., jeune homme de 26 ans, après quelques excès de nourriture et de boisson, fut atteint, vers la fin de l'année 1864, d'une inflammation du foie qui parut céder, au bout de 8 à 10 jours, sous l'influence d'un purgatif avec calomel, d'une saignée à l'anus et de quatre vésicatoires à l'hypochondre droit. Il resta cependant un peu de dyspepsie, une sensation de pesanteur dans cette région, peu de dispositions pour l'exercice et pour le travail et une fièvre vague, principalement la nuit. Quand je vis ce malade pour la première fois, le 5 juin, il ne me resta aucun doute sur l'existence d'un vaste abcès du foie, les entrailles s'étendaient de la cinquième côte jusqu'auprès de l'ombilic, envahissaient l'hypochondre gauche, soulevaient fortement l'hypochondre droit et formaient dans l'épigastre une tumeur proéminente, inamovible, qui formait corps avec les parois du ventre et dans laquelle on palpait clairement la fluctuation, qui pouvait être également perçue entre le septième et le huitième espace intercostal.

Le 6, j'introduis par le huitième espace un trocart de paracentèse, je retirai plus de 5 livres de pus et je laissai en permanence, dans le foyer, un tube de Chassaignac. Il s'ensuivit un écoulement continuel qui ne commença à diminuer qu'à la fin d'août. A cette époque, le foie était réduit à ses dimensions et situation normales, il persistait seulement dans l'épigastre une tumeur dure, allongée dans la direction de l'ombilic, d'environ 0m,12 de diamètre, qui faisait corps, comme auparavant, avec les parois du ventre et qui, comprimée, exprimait par le tube un peu de pus hépatique. Les choses restèrent dans cet état jusqu'à la fin d'octobre, malgré la compression exercée par un bandage de corps et les injections détersives qui furent variées de toutes manières ; l'écoulement, quoique diminué, continuait toujours ; survinrent la diarrhée, la maigreur, les œdèmes, et le malade succomba le 12 décembre, sept mois et demi depuis le commencement de la maladie, et environ six mois après que la tumeur avait été vidée.

Le 13, *Autopsie.* — Apparence squelettiforme ; on aperçoit encore dans l'épigastre le relief oblong que formait la tumeur du foie. Cet organe présente un aspect étrange, il est plus petit qu'à l'état normal, pâle et peu résistant et comme endurci ; immédiatement à droite du ligament falsiforme pend une prolongation du même organe en forme de tumeur allongée qui se prolonge vers le centre du ventre et adhère avec force à ses parois ; cette tumeur ouverte, nous trouvons le foyer purulent qui pénètre de quelques pouces dans la masse du lobe droit, formant une cavité pouvant renfermer une orange ; elle contient du pus et de l'air infect ; ses parois présentent un tissu fibreux, résistant et comme cicatriciel, pareil à celui des abcès déjà anciens.

Observation VI. — (2e de M. Jimenez.) — *L. Avila, entré à l'hôpital avec un abcès du foie. — La tumeur est adhérente à l'épigastre et la peau même érysipélateuse. — Ouverture du foyer à cet endroit avec le bistouri.* — *Injections.* — *Diarrhée, gangrène d'hôpital envahissant l'incision; colliquation.* — *Mort.* — Théodore Avila vint occuper, le 28 novembre 1866, le n° 36 de mes salles ; il avait un abcès du foie depuis le mois de septembre. La tumeur était très-apparente dans l'épigastre, où elle formait une proéminence arrondie, fluctueuse et faisant corps avec les parois du ventre, compromises par l'inflammation au point que la peau présentait un aspect érysipélateux et quelque empâtement. La masse du foie s'étend de la 7e à la 6e côte jusque six doigts au-dessous du bord costal. Le jour suivant, j'ouvris amplement le foyer au moyen d'une incision faite avec le bistouri ; il en sortit un peu moins d'un litre de pus rougeâtre. Les remèdes suivants consistèrent en injections balsamiques d'abord, et ensuite iodées et en un bandage de corps.

A la fin de décembre, la diarrhée commença et se maintint avec diverses alternatives, quoique la suppuration allât en diminuant. Malgré cette dernière circonstance, la tumeur de l'épigastre, quoique réduite, restait très en bas dans le ventre, et avec le petit doigt, je pouvais en examiner l'intérieur qui formait le fond du foyer vers le bas. L'état du malade continua ainsi sans varier jusqu'au 19 janvier (1867), on remarqua ce jour-là que la gangrène d'hôpital, qui existait chez quelques malades des salles de chirurgie contiguës, avait envahi l'incision ; elle progressa malgré tous les efforts que l'on fit, augmentant les phénomènes de colliquation et faisant succomber le malade le 1er février.

L'autopsie n'eut pas lieu, mais sur le cadavre on voyait encore la tumeur de l'épigastre dans le même volume et le même état que nous avons déjà décrits.

Il est évident pour moi que nous aurions trouvé dans ce second cas la tumeur offrant les mêmes conditions anatomiques que celle du premier cas; c'est-à-dire que les adhérences que le foie gonflé avait contractées avec les parois du ventre sur un point très-distant de sa situation naturelle, auraient dû l'y retenir et l'y emprisonner, quand, le foyer vidé, toute l'entraille aurait voulu se contracter et se réduire à ses limites normales. Cette partie restait en conséquence comme une bourse forcée, dans laquelle, malgré la compression du bandage, il n'était pas facile de rapprocher les parois pour obtenir la cicatrisation, de là devait résulter cette prolongation indéfinie de la suppuration avec toutes ses conséquences fâcheuses; et, comme l'origine de tout existe dans les adhérences faites sur un point distant de la région même du foie, il est naturel d'induire que ce travail, dans de telles circonstances, loin d'être favorable, dut être considéré comme pernicieux.

A côté de ces faits, je placerai le suivant que j'observai durant une courte absence de mon ami, M. Jimenez, qui me chargea de son service. Non-seulement, il confirme les idées que l'on vient de lire, mais il est encore intéressant par l'extension si grande du foyer.

Observation VII. — *Homme de 34 ans; abcès du foie, après un coup sur l'hypochondre droit. — Douleur à l'hypochondre et l'épaule du même côté. — Troubles digestifs. — On reconnaît à l'examen la tumeur au foie, adhérente à la paroi thoraco-abdominale. — Fluctuation, etc. — Ponction et introduction d'un tube à drainage. — Soulagement immédiat. —*

Diarrhée, colliquation et la mort. — A l'autopsie, on reconnaît les adhérences intimes au foyer avec la paroi thoraco-abdominale. — A la fin de l'année 1866 entra dans les salles de M. Jimenez un homme âgé d'environ 34 ans, vigoureux, porteur d'un abcès du foie ; comme cause unique de son mal il disait avoir reçu un coup sur l'hypochondre droit, en tombant d'une faible hauteur sur une poutre. Quinze jours après l'accident apparut une douleur dans l'hypochondre et dans l'épaule droite, et quinze autres jours ensuite, il commença à souffrir de divers troubles digestifs, et il apparut un mouvement fébrile dans l'après-midi. En examinant le malade, on remarque que la peau du côté droit, sur les dernières côtes, a une couleur rouge vif, la température est élevée, toute la partie est douloureuse et en même temps œdémateuse. La partie affectée présente dans tous ses points un aspect érysipélateux. Les espaces intercostaux sont élargis et la fluctuation est reconnue là facilement, toute cette région est évidemment grossie. A partir du bord costal s'élève une tumeur proéminente qui s'étend en bas jusqu'à l'ombilic et dépasse la ligne moyenne. La percussion rend un son mat depuis la clavicule jusqu'à l'ombilic.

A un examen postérieur fait avec M. Jimenez (Lauro), on reconnaît un léger épanchement à la plèvre.

Après l'emploi des applications émollientes durant deux ou trois jours, voyant que l'état inflammatoire de la partie malade ne s'améliore pas, nous pratiquâmes la ponction avec le trocart, une quantité considérable de pus hépatique fut retirée. Nous plaçâmes ensuite un tube pour favoriser l'écoulement constant de la suppuration.

Après l'évacuation de la tumeur il était facile de s'assurer que toute sa partie superficielle était adhérente aux parois thoraco-abdominales. La percussion donne un son tympanique jusqu'à l'hypochondre, et par le toucher opéré à l'aide de l'extrémité des doigts on peut reconnaître l'existence d'une cavité vide située au-dessous, parce que les doigts s'enfonçaient et palpaient à l'entour une résistance plus grande.

Le pus continua à sortir par le tube et le malade se sentait soulagé, mais un peu plus tard survint la diarrhée, il s'affaiblit et ne tarda pas à succomber.

L'autopsie nous fit constater l'adhérence de toute la surface de la tumeur avec la paroi thoracique, elle était si intime avec le diaphragme qu'il était impossible de séparer un organe de l'autre. Le poumon était replié contre la colonne vertébrale et le foyer purulent s'étendait depuis la clavicule jusqu'à l'ombilic.

Bien que ce malade fût d'une constitution vigoureuse et d'un caractère énergique, il était facile de pronostiquer la mort dès le premier jour, vu la grande étendue du foyer et surtout l'adhérence aux parois de la poitrine et du ventre, obstacle indicible pour la rétraction.

Les faits étant la base d'une étude fructueuse, je ne peux faire moins que de présenter une autre observation très-intéressante au point de vue des adhérences, et qui touche également au diagnostic et au pronostic de la maladie. La relation est incomplète par la raison que l'individu vit encore au moment où j'écris ces lignes.

Observation VIII. — *Homme de 40 ans, robuste, ancien soldat; troubles digestifs et diarrhée de temps en temps. — Ictère, fièvre. — Expectoration du sang et du pus. — Abcès au foie, ouvert dans le poumon.* — Le 25 septembre 1867, je visitai, à l'hôpital central de Séville (Espagne), un homme qui y était entré le 14 du même mois, âgé de 40 ans environ, d'une constitution saine et robuste, le malade ne peut se rappeler exactement tout son passé ; il n'a aucun antécédent de famille particulier ; natif de Valence, il a toujours travaillé aux champs, a été soldat pendant huit ans, et est arrivé depuis quatre mois, à Séville, où il exerce la profession de marchand d'eau.

Depuis assez longtemps, ce malade a la poitrine délicate. Depuis trois années sa santé est mauvaise, et durant les deux dernières, étant soldat, il eut une fièvre intermittente ; sa digestion était quelquefois mauvaise, et il ressentait un malaise dans l'estomac, quelquefois la diarrhée survenait pendant un temps plus ou moins long, produisant quelquefois le ténesme ; mais ce qui le gênait le plus était un malaise qu'il ressentait dans l'hypochondre droit, quelquefois accompagné de certaines difficultés dans la respiration. Il se souvient que lorsqu'il était au service il tomba malade dans un village, et qu'alors apparut une ictère très-prononcée, sa peau devint jaune et son urine prit la même couleur, cette urine tachait son linge. Cet accident disparut ; à cette gêne du ventre correspondaient quelquefois une douleur dans l'épaule, de la fatigue et de la faiblesse dans le bras droit, cette faiblesse avait facilement pour cause le poids du fusil.

Livré à ses nouvelles occupations, le 10, étant endormi, il fut réveillé par une fièvre très-vive et une douleur excessivement aiguë en bas du mamelon droit, qui rendait la respiration fort difficile, il s'ensuivit de la toux et il commença à rendre une grande quantité de sang, ce qui dura pendant quatre ou cinq jours. On lui pratiqua chez lui-même quelques saignées, et le 14 il entra à l'hôpital.

Le malade est couché et incliné sur le côté gauche, position qui lui est la plus commode, attendu que celle opposée provoque la toux, son visage quoique d'une couleur jaunâtre n'est pas très-décoloré. La vigueur générale est assez bonne quoique les membres supérieurs soient un peu maigres, et que dans les inférieurs il y ait quelque œdème.

Le caractère du malade semble énergique et l'état dans lequel il se trouve ne semble nullement abattre son moral.

Le ventre découvert, on remarque une très-légère élévation de la région hypochondrique et de l'épigastre à droite.

Le toucher permet de percevoir une partie du foie par certaine sensation de résistance, le bord de cette dernière parvient jusqu'auprès de la cicatrice ombilicale, en dirigeant l'examen vers le bord costal, on arrive à un point où la résistance manque et où les doigts s'enfoncent quand on déprime les tissus, comme s'il existait un vide au-dessous, cette sensation de vacuité se prolonge jusqu'auprès du bord costal. La percussion partant de l'ombilic donne tout d'abord le son intestinal, mais bientôt il devient obscur et mat. A partir de l'endroit où commence la sensation de vacuité signalée, le son reparaît clair sans être intestinal ni stomacal, et il conserve les mêmes caractères dans la cavité de la poitrine jusqu'au haut du mamelon, où il devient un peu plus obscur dans une zone restreinte pour prendre plus tard le caractère pulmonaire jusqu'à la clavicule. Le même son se reproduit dans la partie latérale du thorax, dans la direction de la ligne axillaire prolongée, étant obscur au-dessous des fausses côtes. Dans le côté gauche le son est un peu plus clair qu'à l'état normal ; derrière, à droite, il est obscur dans la région scapulaire ; plus bas, il s'éclaircit et devient presque normal ; derrière, à gauche, il est le même qu'en avant.

L'auscultation dans la partie sous-claviculaire droite — où nous avons signalé un son clair — est âpre avec le caractère de souffle, et la voix résonne fortement ; en baissant, on remarque que vers la quatrième côte manque le murmure doux de la respiration ; on entend un souffle amphorique imparfait, de caractère métallique, et de temps en temps un souffle fin, comme lointain, et plus parfaitement métallique. Ces phénomènes se distinguent dans toute l'étendue de la paroi antérieure, et, quoique moins manifestes, arrivent à être perçus dans le ventre, dans la région hypochondrique ; la voix a le caractère de la pectoriloquie dans toute cette extension, et résonne fortement dans l'hypochondre et sur la cavité même du ventre ; à ces phénomènes viennent se joindre des sterteurs excessivement grosses et abondantes, ce qui altère leur pureté, comme le fait aussi la résonnance que produisent naturellement d'autres bruits dont le siége est immédiat. En effet, à la base de la poitrine et vers le dehors, il y a un point où l'on semble percevoir la respiration pulmonaire, mêlée de sterteurs muqueuses et abondantes ; en remontant dans la direction de la ligne axillaire, on entend un bruit qui a le caractère des craquements que déterminent les fausses membranes de la plèvre, craquements excessivement abondants et qui résonnent dans la partie supérieure; en dépassant cette ligne, et sur la région dorsale même, on perçoit le murmure respiratoire, assez exagéré sur quelques points, mêlé de sterteurs muqueuses et abondantes et avec résonnance de la voix; ceci s'observe jusqu'à la région scapulaire, où le son étant obscur — comme il a déjà été dit — le murmure a le caractère de souffle avec bronchophonie exagérée. A gauche, la respiration est puérile, et il y a un grand nombre de sterteurs muqueuses.

La respiration est fatigante, la toux fréquente et déterminant l'expulsion d'une matière purulente épaisse, un peu couleur chocolat; cette couleur peut dépendre de l'élaboration incomplète du pus, son odeur est mauvaise et se communique à l'haleine du malade.

Le pouls mou, débile, fréquent; dans l'après-midi, mouvement fébrile plus vif, et de temps à autres, sueurs abondantes.

Un peu d'appétit, soif peu vive, quatre ou cinq selles liquides dans les 24 heures.

J'ai oublié de signaler en son lieu que les 8e et 9e espaces intercostaux sont plus larges qu'à l'état normal; dans le 8e, la pression détermine une douleur un peu vive, et on sent une fluctuation obscure.

Deux jours après, j'examinai encore le malade et je notai un changement dans les phénomènes de l'auscultation, les sterteurs de la partie supérieure droite de la poitrine avaient disparu complétement, et l'on pouvait reconnaître immédiatement une respiration et une voix amphoriques parfaites, pures et d'une résonnance métallique; ces phénomènes sont moins clairs à la base et à l'hypochondre; dans la partie latérale persistent les craquements nombreux que déterminent les fausses membranes. Voilà les notes prises d'après mon premier examen.

Les réflexions auxquelles se prête cette relation sont de haut intérêt, principalement en ce qui a rapport au diagnostic, qu'un examen, incomplet jusqu'alors, avait empêché de fixer. A l'examen du malade, la palpation du bord du foie tout en bas appela mon attention; cette sensation de vide avec enfoncement de la paroi du ventre et des doigts donnant l'idée qu'il existe au-dessous une cavité plus ou moins vide, fut d'autant plus remarquée que je l'avais rencontrée déjà dans un autre cas après l'évacuation artificielle d'un abcès, sensation, qui, suivant mes doutes, indiquait l'adhérence du foie aux parois du ventre; il résulte, en effet, dans ces circonstances qu'une partie du foie. [illegible]ervant certaine épaisseur, augmentée de celle d[illegible] du ventre, à laquelle il adhère accidentellement, [illegible] corps avec elle, le foyer rencontre dans toute cette [illegible]nsion un point d'appui et ne peut se rétracter. Le liquide, une fois évacué, naturellement ou artificiellement, le foyer ne se rétracte pas, et comme ses parois ont une épaisseur moindre que les parties qui l'environnent, il en résulte qu'en palpant, on touche les parties de la glande encore existantes et qui, adhérées à la paroi abdominale, donnent la sensation de résistance; plus tard, lorsque l'on arrive aux limites du foyer plus ou moins vide, dont les parois sont minces, la résistance fait défaut, les tissus se dépriment et les doigts s'enfoncent ; de là la sensation à laquelle je me réfère.

Revenant à ma relation, je dirai que, si jusqu'alors rien ne s'opposait à l'existence d'une augmentation de volume du foie, grande fut ma surprise, quand, à la percussion, je trouvai un son obscur, où j'avais palpé le bord du foie. Ce son disparut aussitôt et se transforma en son clair, occupant la région hépatique et se continuant jusqu'à la cavité thoracique. Tout ceci indiquait-il qu'il s'agissait d'une affection du foie ? J'eus recours ensuite à l'auscultation, et je trouvai, comme on le voit dans l'histoire de cette observation, les signes d'une perforation pleuro-pulmonaire. S'agissait-il d'un hydro-pneumothorax causé par la tuberculisation ? J'examinai alors le malade plus attentivement et je recueillis tous les détails que j'ai signalés ; je cherchai à mettre d'accord les signes avec la lésion que je supposais, arrivant ainsi à une explication qui me paraissait satisfaisante. Je supposai, en effet, qu'il s'agissait d'un abcès du foie, que la croissance de l'organe avait refoulé le poumon jusqu'auprès de la troisième côte et que le foie avait contracté des adhérences avec la paroi thoracique dans la direction de la ligne axillaire, et avec les parois du ventre dans toute la partie où le foie débordait les côtes, qu'à l'improviste, et sans cause manifeste, l'abcès avait perforé le poumon droit vers le haut, produisant les phénomènes indiqués par le malade, la douleur, la toux, l'expulsion de sang et celle du pus qui se continue aujourd'hui. La cavité du foyer évacuée en plus grande partie, l'air pénétra en altérant le pus. La cavité étant formée de parois peu élastiques, l'air entrant par un conduit peut-être irrégulier, le liquide étant épais et beaucoup de fausses membranes existant dans le reste de la plèvre, on comprend que les signes soient quelque peu imparfaits ou, pour mieux dire, impurs. Le son clair et le murmure respiratoire dans la partie sous-claviculaire indiquent qu'il existe là une partie du lobule supérieur.

Ces mêmes phénomènes répétés en bas et au dehors proviendront peut-être d'une petite partie de poumons où l'on apprécie mal la sensation des craquements des fausses membranes qui sont si bien perçues dans toute la ligne axillaire. Le caractère de la respiration dans la partie postérieure s'explique par la compression du poumon qui y était replié. Le son obscur et le souffle de la région scapulaire indiqueraient qu'une partie du lobule supérieur s'est endurcie peut-être par l'effet de la compression qu'elle a soufferte.

Tel est le jugement que je formai de ce cas, m'appuyant en outre sur cette circonstance que rien ne faisait supposer l'existence de tubercules.

Les changements que subirent les phénomènes d'auscultation confirment le fait principal, la perforation pulmonaire et la pénétration de l'air dans la cavité du foyer.

Dans ce cas, abstraction faite du danger qui résulte de la grandeur du foyer purulent, on comprend que les adhérences seront un obstacle invincible à la rétraction du foyer.

Jusqu'ici nous avons examiné les adhérences que nous nommerons naturelles, il nous reste à examiner quel est le résultat de celles que l'art provoque, par le procédé vulgairement employé. Je vais citer un cas qui s'est présenté chez un de mes amis qui était soigné par M. Jimenez, c'est grâce à cette circonstance que j'ai pu l'observer.

OBSERVATION IX. — *M..., 35 ans, employé. — Troubles digestifs pendant un mois. — Douleur à l'hypochondre droit. — Apparition d'une tumeur qu'on reconnaît être un abcès. — Ponction sans résultat. — Application de la pâte de Vienne à l'épigastre. — Évacuation du foyer.* — M. M..., âgé de 35 ans, employé, que j'ai toujours connu d'une constitution délicate me raconte qu'il habitait il y a douze ans San-Luis-Potosi (Mexique), pays un peu chaud. Dans le mois d'août 1866, il nota que ses voies digestives n'étaient pas dans un bon état, attendu que fréquemment il avait de mauvaises digestions accompagnées de pyrosis; l'appétit avait diminué et il survenait de temps à autre des évacuations muqueuses et sanguinolentes qui donnaient à la maladie un aspect dysentérique. La maladie suivit sa marche avec quelques alternatives, quand le 24 octobre il ressentit une douleur très-vive à l'épigastre dont le maximum se trouvait à gauche; la douleur augmenta d'intensité et elle arriva à un tel point que le matin du jour suivant on appela le médecin.

On diagnostiqua d'abord une colique hépatique et l'on fit usage des bains prolongés et des purgatifs drastiques; la maladie suivait sa marche sans interruption, en même temps qu'il commençait à poindre une tumeur à l'épigastre; tumeur qui très-promptement acquit de grandes proportions, on pratiqua alors des saignées locales à l'hypochondre et à l'anus, ainsi que des applications émollientes à l'endroit malade. On reconnut à la fin qu'il existait là un foyer purulent, et le diagnostic porté sur ce point, on chercha quel serait le procédé le plus avantageux à mettre en pratique en semblable cas.

Reculant devant l'idée de faire une ouverture dans l'épigastre, attendu qu'il n'existait pas d'adhérences, on prit alors le parti de faire la ponction avec le trocart par le neuvième espace intercostal. L'opération pratiquée, il ne sortit aucun pus. On eut alors recours à l'ancien procédé qui consiste à établir des adhérences à l'aide des caustiques et on en employa à cet effet la pâte de Vienne qui fut appliquée sur le point culminant de la tumeur. Les adhérences une fois formées et le foyer vidé on pensa à faire usage de l'irrigation continue qui fut abandonnée ensuite à cause de l'imperfection de l'appareil.

On pratiqua alors des injections iodées, mais la maladie continuait toujours dans le même état et au mois de décembre le malade se transporta à Mexico où il continua le même système de traitement jusqu'au commencement de février 1867. L'ouverture s'ulcéra et acquit l'extension d'une pièce de un franc. Dans ces circonstances fut appelé M. Jimenez qui fit usage des injections détersives et de l'application d'un bandage de corps bien serré.

L'ulcération marcha vers la cicatrisation et le 1er mars, quand je vis le malade, je le trouvai dans l'état suivant :

Le visage et tout l'aspect du malade indiquent qu'il a souffert d'une longue maladie ; sa marche est embarrassée en partie par l'incommodité de la fistule épigastrique. L'appétit se soutient depuis un peu de temps, le malade se plaint d'un sentiment d'embarras après les repas et d'éructations portant le goût des aliments, quelquefois même il a des vomissements, la fièvre et la sueur qui apparaissait dans l'après-midi ont cessé de se présenter ; le pouls est faible, peu fréquent, le sommeil est bon.

La région qui est le siége du mal laisse voir une légère proéminence ; sur le centre de l'épigastre il reste la cicatrice de l'ulcération et au milieu une ouverture fistuleuse du volume d'un pois. La palpation permet de reconnaître que le foie descend de quatre doigts plus loin que le bord costal, s'inclinant dans sa plus grand extension à gauche et dépassant de beaucoup la ligne moyenne. On sent au toucher dans l'épigastre une masse un peu dure mais sans fluctuation manifeste ; la percussion limite le foie dans un espace qui s'étend de quatre doigts au-dessus du bord costal jusqu'à égale distance en bas, de sorte qu'il n'est pas très-éloigné de la cicatrice ombilicale, sa limite à gauche, reconnue par la percussion, va presque à toucher le bord costal du même côté.

Au moyen de la pression, on fait écouler par la fistule un peu de matière purulente, épaisse, d'un blanc jaune, mêlée de flocons noirâtres. En 24 heures la suppuration est généralement peu abondante.

Comme on le voit par ce fait, que les adhérences soient déterminées par l'opérateur, ou qu'elles soient spontanées, elles donnent presque toujours le même résultat ; dans le premier cas, elles ne se limitent pas au point de l'application du caustique, mais naturellement l'irritation se propage plus loin et leur donne plus d'extension, ce qui, en proportion, augmente l'inconvénient. On doit réfléchir, en effet, que les adhérences en fixant le foie contre la paroi abdominale, empêchent la rétraction complète et la cicatrisation du foyer. Au-dessous du point d'adhérence, et par conséquent de la fistule formée, il reste une partie du sac purulent; l'organe ne pourra jamais retrouver sa position normale, attendu qu'il est retenu par en bas, de sorte que, lors même que le foyer se réduirait notablement, il reste là une cavité de dimensions variables dont l'occlusion, si elle s'effectue, ne présente pas de garanties de durée. A ceci vient encore se joindre, que la paroi du ventre, par sa structure anatomique et les variations incessantes d'ampleur de cette cavité, privent du concours que pourrait prêter la paroi pectorale, par la dépression des côtes, comme il arrive dans quelques cas d'empyème, et même d'abcès du foie.

Dans l'application du procédé, qui consiste à provoquer tout d'abord les adhérences, il est nécessaire de penser à un accident qui, s'il est rare, ne laisse pas de se produire quelquefois; il consiste dans la déchirure des adhérences, après l'évacuation du foyer et l'écoulement conséquent du pus dans la cavité du ventre, déterminant presque infailliblement la mort. La rétraction dont le foyer purulent est le siége, une fois déterminée, elle se continue d'une manière incessante, concentrant nécessairement ses efforts, sur le point où sont les adhérences, et, comme dans ce cas elles ne sont pas très-étendues, elles peuvent très-bien ne pas résister. Un fait de ce genre est cité dans les leçons cliniques de M. Jimenez: Les adhérences déterminées et bien reconnues, on fit la ponction de l'abcès, et on évacua une grande partie de son contenu ; onze heures après se présentèrent les phénomènes de la péritonite, et le malade succomba. L'autopsie laissa voir la cause de l'accident ; le foyer avait continué à se rétracter, le tissu qui formait les adhérences cessa de résister, celles-ci se déchirèrent et le pus s'écoula dans le ventre.

L'idée que l'on se forme naturellement, du procédé opératoire qui a été appliqué jusqu'aujourd'hui aux abcès, résulte naturellement du point de vue sous lequel on place les faits ; ici il n'y a rien d'hypothétique. La circonstance même des adhérences du foyer, aux parois thoraco-abdominales, se présente sous un jour nouveau, donnant au praticien des éléments importants pour former son pronostic. Si la science n'avait marché, grâce aux efforts de ceux qui la pratiquent, avec tant de distinction, si nous ne possédions une autre méthode de traitement, qui vient avec tant d'avantages remplacer celle qui la précéda, les inconvénients que présente la méthode de Bégin, plus ou moins modifiée, seraient suffisants pour que le praticien hésitât bien des fois, entre son application ou l'abandon du mal, aux efforts de la nature, laissant à celle-ci le soin de prendre telle ou telle voie pour expulser le pus renfermé dans le foie. Heureusement M. Jimenez a fait une œuvre assez complète qui, nous n'en doutons pas, se perfectionnera de plus en plus, si, par sa pratique, il a mis en relief les inconvénients du procédé de Bégin, il a doté la science d'un autre qui le remplacera avantageusement.

§ 4

INNOCUITÉ DE LA PONCTION DU FOIE; MÉTHODE OPÉRATOIRE DE M. JIMENEZ ET SES AVANTAGES.

Le foie dans son état normal et sain, occupe l'hypochondre droit, et est en contact par sa face externe, avec les dernières côtes; de là la recommandation des auteurs, quand il s'est agi de pratiquer la thoracentèse, de faire la ponction sur un point plus élevé à droite qu'à gauche. On craignait, en effet, la ponction de cet organe, non-seulement comme un accident inutile, mais encore dangereux. Ce danger de la ponction du foie, avait fait reculer les praticiens devant l'idée, si toutefois ils l'avaient eue, de pénétrer jusque-là, à travers les espaces intercostaux, lorsqu'il s'agissait d'une collection purulente, redoutant non-seulement la blessure elle-même, mais encore ce qui devait être considéré comme la conséquence immédiate, que le pus, renfermé là, se répandît dans le péritoine. Il était difficile de provoquer là des adhérences anticipées, attendu que l'espace propre à l'application d'un caustique est limité; on pouvait tout au plus mettre en pratique l'idée émise par M. Rouis[1], qui consiste à diviser le tissu à l'aide du bistouri, à l'imitation de ce qui a été fait également sur l'épigastre.

Une pratique constante de longues années est venue

[1] *Traité des suppurations du foie.*

démontrer, si que fondées et rationnelles que paraissent ces craintes, le fait n'existe pas. En effet, depuis quinze ans que l'on pratique, à Mexico, la ponction du foie à travers les espaces intercostaux, qu'il y ait ou non des adhérences entre les parties, il ne s'est pas présenté un seul cas où une semblable manière de procéder entraînât le moindre accident. L'opération est tellement simple et inoffensive, qu'elle a pu être répétée plusieurs fois sur le même individu, et toujours avec le même caractère d'innocuité, étant assez après la ponction et l'évacuation du liquide de recouvrir la blessure d'une pièce de toile emplastique, sans que rien vienne troubler l'état du malade. Ceci s'est répété d'une manière tellement constante, que certaines contrariétés — comme il s'en présente en toutes choses — ne troublent pas l'opérateur, ni ne surprennent les assistants. Le fait est tellement certain et sa contance est telle, qu'une mort immédiate, ou suivant de près l'opération même, devait appeler fortement l'attention, et pour cela même, je vais relater l'unique cas que je connaisse, et qui est une preuve nouvelle de l'absence de gravité de la ponction du foie.

OBSERVATION X. — *Abcès du foie. — Ponction. — Mort par péritonite. — Rupture du foyer.* — Dans le courant du mois de février 1867, était admis, dans les salles de M. Jimenez, un homme fort et robuste, souffrant d'un abcès du foie; on pratiqua la ponction comme à l'ordinaire, et une partie du contenu du foyer fut évacuée; on procéda alors à l'introduction par la canule d'un tube de Chassaignac; ceux que l'on avait sous la main étant trop gros, on chargea l'interne de service d'introduire celui qui lui serait envoyé plus tard.

Le jour suivant, à l'examen du malade, on ne voyait pas sortir le pus par le tube; on pratiqua une injection, et le malade dit sentir le liquide comme s'il se répandait dans l'intérieur du ventre.

Deux jours après l'opération, le malade mourut sans présenter de manifestation d'aucun genre.

C'était la première fois que l'on voyait succomber un sujet immédiatement après l'opération; pour cela même, il importait de s'assurer de la véritable cause de la mort.

L'autopsie vint démontrer que le tube n'avait pas pénétré dans le foyer. On trouva dans le ventre les lésions d'une péritonite récente, et en recherchant par quel point s'était opéré l'épanchement du pus dans le péritoine, on trouva, très-distante du point où on avait pratiqué la ponction, une perforation du foyer par où l'épanchement s'était effectué.

Il était alors évident que l'opération, non-seulement n'avait pris aucune part à cette disgrâce accidentelle, mais encore que si le malade avait eu recours plus à temps à l'opération, sa vie aurait été prolongée pour quelque temps. Si on l'avait pratiquée avant que l'amincissement des parois du foyer donnât lieu à la rupture, comme cela eut lieu, peut-être aurait-on pu prévenir cette rupture, si le tube avait pénétré dans la cavité même de l'abcès, quoique ceci paraisse douteux, par le peu d'épaisseur et de résistance que présentaient les parois de l'abcès.

Dans ma communication au Congrès international de Paris, déjà citée, j'ai donné une idée du traitement opératoire que je recommande, et il ne me paraît pas inutile d'insister d'une façon plus détaillée.

Nous avons dit plus haut — et quelques-unes des observations citées viennent le confirmer — que le foie dans son accroissement envahit dans une plus ou moins grande étendue la cavité de la poitrine, repliant le poumon contre la colonne vertébrale. Dans ce mouvement ascensionnel, et par son accroissement de volume, le foie repousse en dehors les dernières côtes, exagérant la convexité normale de la base de la poitrine; dans ce mouvement des côtes, les espaces intercostaux s'élargissent, et dans un ou plusieurs points de leur trajet, on peut reconnaître le signe important de la fluctuation intercostale, qui révèle l'existence d'une collection liquide dans l'intérieur du parenchyme hépatique, soit purulente, soit d'une autre nature.

La fluctuation intercostale, dans les cas d'abcès du foie, peut se reconnaître après un temps plus ou moins variable sur lequel doit influer, comme on le comprendra, le plus ou moins de profondeur de la collection; mais, ce qu'il est intéressant de signaler — et que l'on comprendra facilement — c'est qu'elle peut être reconnue longtemps avant la fluctuation épigastrique; pour s'assurer de celle-ci, il est nécessaire que le foyer soit très-grand et superficiel; s'il s'agit d'une personne qui n'est pas très-pratique, il est nécessaire encore qu'il existe des adhérences pour avoir la certitude du fait, et quand d'autres praticiens ont diagnostiqué un abcès du foie, ils ont été guidés, dans la majorité des cas, par l'ensemble des symptômes et par les phénomènes généraux, plutôt que par le fait de la fluctuation; tout ceci signifie que l'on a opéré quand le mal avait déjà acquis de grandes proportions et quand l'état général même du malade et sa constitution étaient minés. Il devait en être ainsi parce que la nature même de l'opération que l'on allait pratiquer nécessitait une certitude complète de l'existence de la suppuration ; en effet, appliquer les caustiques ou autres moyens quelconques pour faire adhérer le foie à la paroi du ventre et y établir une fistule, n'est pas une opération qui peut être exécutée sous l'influence d'une simple présomption ; malgré cela, M. Alphonse Guérin[1] dit avoir vu faire la ponction du foie sans obtenir de résultat, c'est-à-dire sans qu'il existât d'abcès ; c'est qu'en effet, la fluctuation présente plus de difficultés, nécessite plus de pratique, pour être reconnue dans la région de l'hypochondre ou de l'épigastre.

Toutes ces circonstances viennent de plus en plus à l'appui des avantages du procédé opératoire dont je m'occupe. Grâce à lui, il est plus facile d'acquérir de suite la pratique suffisante pour reconnaître la fluctuation intercostale, elle est reconnue beaucoup plus tôt, et l'on gagne du temps, opérant avant que la destruction de la glandule s'étende davantage, en même temps que le malade se trouve dans de meilleures conditions de force et de vigueur pour être opéré. Finalement — et nous reviendrons sur ce point — une erreur de diagnostic n'entraîne à aucune conséquence ; nous avons vu, en effet, que la ponction du foie est un fait innocent ; si par cela même on introduisait un trocart, croyant à l'existence d'un liquide, et que cela ne fût pas exact, l'opérateur sait qu'il n'y a à redouter aucun accident. Ces faits se pré-

[1] A. Guérin, *Traité de médecine opératoire.*

sentent, et pour n'être pas trop diffus, nous rappellerons simplement que M. Reyes publiait, en 1865, une observation d'hypertrophie ou dégénération particulière du foie; dans les diverses consultations de médecins que le cas exigea, on crut reconnaître la fluctuation, et d'après ce motif, on pratiqua la ponction; on n'obtint aucun liquide, on recouvra simplement de diachylon la blessure faite par le trocart, et l'individu continua dans le même état, sans ressentir le moindre accident. Plus tard, il succomba à son mal.

Sous quelque aspect qu'on examine la question, la ponction intercostale est appelée à occuper le premier rang entre les méthodes qui peuvent être employées pour évacuer les collections liquides du foie; nous déplorons encore qu'elle n'ait pas été employée dans le cas que nous avons relaté plus haut, parce qu'alors nous aurions présenté de fait la preuve de l'excellence de son application dans des cas semblables, ainsi que nous en avions conçu l'idée.

La fluctuation se reconnaît ordinairement du septième au dixième espace intercostal; c'est dans les trois derniers que s'introduit plus communément le trocart.

Ce qui intéresse l'opérateur, c'est de s'assurer du point où le signe de la fluctuation se montre avec plus de clarté; l'endroit où le doigt rencontre la fluctuation est presque toujours le siége d'un autre phénomène qui est la douleur souvent très-vive que détermine la pression, de sorte que cette même douleur est un bon signe quand la pression présente quelque obscurité : c'est un élément en faveur de son existence; il est encore notable que, dans le kyste du foie déjà cité, la pression révélai également cette douleur à l'endroit où la fluctuation était manifeste.

L'opération en elle-même est bien simple et semblable à celle de la thoracentèse ; elle consiste dans l'introduction du trocart sur un point préalablement choisi, la sensation d'une résistance vaincue, l'aisance avec laquelle se meut l'extrémité de l'instrument indiquent que l'on a pénétré jusqu'au foyer. La seule observation à faire, c'est qu'on ne doit pas, on ne peut pas toujours faire pénétrer le trocart d'une manière directe, mais que souvent il est nécessaire d'incliner sa direction dans un sens ou dans un autre, en se guidant sur la position présumée de l'abcès, suivant l'examen qui a été fait ; il arrive, en effet, qu'en introduisant le trocart et en retirant le poinçon, il ne s'écoule aucun liquide par la canule, lors même qu'on a la certitude de son existence ; le fait peut être dû, comme je viens de l'indiquer, à cette circonstance que l'instrument ne rencontre pas la véritable direction ; il faudra alors, en introduisant de nouveau le poinçon dans la canule, incliner l'instrument en entier à l'endroit où l'on supposera être la collection.

D'autres fois, le foyer est trop profond et la longueur du trocart ordinaire n'est pas suffisante pour arriver jusqu'à lui. En pareil cas, n'en ayant pas d'autre, il est nécessaire d'attendre que le foyer se rapproche finalement ; comme nous l'avons dit, il peut y avoir une erreur de diagnostic, auquel cas l'opération même aura donné à l'opérateur un signe d'importance négative.

Dans les premiers temps, on pratiquait l'opération en retirant la canule après l'évacuation du pus, et on la répétait toutes les fois qu'il était nécessaire jusqu'à la terminaison du mal; alors, soit que l'on prît un pli de la peau, ou qu'on l'étendît du côté opposé, on cherchait toujours à détruire le parallélisme entre la blessure du tégument et celle du foie, pratiquant ainsi une sorte de ponction sous-cutanée.

J'ai oublié de dire dans ma première communication que, vers l'année 1859, M. Jimenez, craignant quelques inconvénients de la ponction répétée, avait modifié sa méthode opératoire, laissant la canule en permanence et s'en servant pour pratiquer les injections. Ceci donna de bons résultats.

Cette méthode, qui était susceptible de quelques perfectionnements, reçut la dernière modification que je vais indiquer.

A partir de 1865, M. Vertiz introduisit dans la méthode une modification importante qui, entre autres résultats, rendait constant l'écoulement du pus. Ce praticien distingué imagina d'introduire le trocart, d'évacuer une partie de l'abcès et de faire pénétrer ensuite par la canule un tube de Chassaignac dont une bonne partie restait dans l'intérieur du foyer et dont l'extrémité extérieure était fixée à la paroi costale au moyen d'un fil et de quelques petites bandelettes de diachylon. A l'aide de ce procédé, on obtient l'évacuation constante du pus, et le tube sert à pratiquer les injections que l'on juge opportunes. Cette modification est le résultat d'une pensée heureuse et a fait faire un grand pas à la méthode de la ponction intercostale.

Je ne parlerai pas à présent des moyens médicinaux employés le plus ordinairement; je mentionnerai seulement, en qualité de coadjudant, l'application constante d'un bandage de corps serré ; ce moyen a pour but de favoriser l'évacuation du pus et de contribuer, s'il est possible, en déprimant les côtes, au rapprochement des parois du foyer, aidant ainsi à la cicatrisation et à la diminution de cette cavité.

§ 5

NATURE DES ABCÈS DU FOIE.

Je devrais m'arrêter, ayant exposé les données les plus essentielles sur le traitement opératoire des abcès du foie.

Néanmoins, il ne m'a pas paru hors de propos de m'étendre sur l'idée de la nature du mal que j'ai émise au commencement de ce travail.

Toute suppuration abondante et prolongée, déterminant la mort, doit ce résultat au fait matériel des pertes qu'elle détermine dans l'économie en développant un état général compris sous la dénomination d'infection putride, suivi de la colliquation et de la destruction plus ou moins lente de l'organisme.

Ce fait général est applicable à la suppuration du foie, et tous les auteurs se sont trouvés d'accord sur ce point ! En effet, lorsque l'on voit un foyer de suppuration se développer dans un organe important, que cette suppuration se prolonge longtemps et qu'elle a pour règle constante de détruire lentement le malade, s'accompagnant d'une diarrhée colliquative, il est naturel de supposer que ces faits sont liés à une infection générale qui cause la mort immédiate, avec d'autant plus de raison que l'observation paraît confirmer ces idées.

Il y a longtemps qu'avait surgi de mon esprit l'idée que si quelques cas se passaient réellement ainsi, ce n'était pas le plus grand nombre, et je recherchais autre part la cause plus prochaine, pour ainsi dire, de la mort.

M. Jimenez, de son côté, suivait la même voie, et c'est lui qui, le premier, a soumis au public la solution du problème. L'étude des observations publiées et la réflexion sur les faits qui se présentaient à mes yeux me tenaient attentif à cette question, et un cas intéressant que je suivis avec soin m'avait impressionné vivement, quand les idées de M. Jimenez vinrent donner plus de force et de vigueur à ma pensée, surtout émanant d'une personne aussi autorisée.

Voici l'observation de M. Jimenez et les réflexions qui l'accompagnent.

OBSERVATION XI.—*Lugo, 37 ans; constitution lymphatique ; abcès au foie traité par la ponction.—Épaississement de la suppuration, écoulement de bile, cicatrisation, diarrhée. — Mort.*—Lugo..., âgé de 37 ans, d'une constitution faible et lymphatique, à tel point qu'il a perdu dans son enfance l'œil droit à la suite d'un ulcère de la cornée, fait remonter sa maladie du foie aux premiers jours du mois de février, époque à laquelle, sans cause bien précise, il commença à ressentir des douleurs dans cette région, à perdre l'appétit et à se sentir incapable de travailler. Il ne fixe pas l'époque à laquelle il commença à suer pendant la nuit, mais cela a lieu depuis quelques semaines et il ressent fréquemment des frissons ; durant cette période il a perdu beaucoup de ses forces.

Le 14 avril, je l'examinai pour la première fois ; je le trouvai dans un grand état de prostration, maigre et extrêmement pâle, sans appétit, avec un peu de soif et mauvais goût dans la bouche, des nausées et quelques selles liquides ; la douleur occupait tout l'hypochondre droit, elle était sourde, profonde, gênait quelque peu la respiration et ne se répercutait pas dans l'épaule : cette région était volumineuse, voûtée et les espaces intercostaux plus séparés résistants et grossis ; elle produisait une résonnance massive depuis le mamelon jusqu'à 3 pouces en bas du rebord costal, où l'on palpait le bord du foie dur et douloureux ; entre la 8e et la 9e côte, point le plus douloureux, on percevait la fluctuation ; ni la peau ni les urines n'étaient ictériques. Le pouls était fréquent et très-petit.

Le 17, on fit une ponction à l'aide du trocart et on retira à peu près 28 onces de pus ; on introduisit par la canule un tube de Chassaignac que l'on laissa fixé ; on appliqua un bandage de corps et l'on soumit le malade à un régime modérément analeptique.

Dès lors, le pus continua à sortir sans graves difficultés ; il commença ensuite à diminuer graduellement et à perdre ses caractères, de sorte que, dans les premiers jours de juin, la situation était la suivante : le malade était plus consumé, la diarrhée continuait, le foie s'était réduit au point que la résonnance du poumon s'abaissait jusqu'à la cinquième côte et celle des intestins remontait jusqu'à trois doigts au-dessus du rebord costal, laissant uniquement entre ces limites une zone de quatre doigts de largeur dans laquelle manquait la résonnance; le liquide qui sortait par le tube était de deux onces au plus en 24 heures; il avait une couleur jaune très-prononcée, était baveux et presque transparent, tachait en jaune safran le linge du malade, n'offrait aucune apparence de pus; et, examiné avec attention, on le trouva constitué de mucus et de bile, cette dernière dans une forte proportion.

Je fis alors pratiquer durant six jours consécutifs des injections iodées jusqu'à l'intérieur du foyer, et voyant que, malgré elles, l'écoulement ne se modifiait en aucune manière, je retirai définitivement le tube. De suite le trajet se ferme et rien ne vient révéler la moindre souffrance du côté du foie. Cependant le malade ne gagnait point; la diarrhée avec quelques alternatives de peu d'importance résistait à toute espèce de moyen et à toutes les variations que l'on pouvait apporter dans le régime. Lugo succomba le 12 juillet.

Autopsie, 24 heures après la mort; marasme complet; le foie, excessivement petit, offre le lobe droit presque du même volume que le gauche et équivalant trois fois à peu près à celui de la rate, dont il présente à peu près la couleur à l'extérieur, mais sans qu'on note dans son parenchyme aucune modification notable : il est parfaitement libre et adhère à la paroi costale seulement par une espèce de fort ligament de quelques millimètres de diamètre à l'endroit où s'opéra la ponction; il est là comme froncé et opaque, et on le sent plus dense et plus résistant. En l'ouvrant sur ce point, on trouve une cavité pouvant contenir un pois chiche et renfermant quelques gouttes de pus concret, en forme de pulpe teinte en jaune; dans le fond, s'ouvre un canal biliaire; le foyer reste réduit à ceci : ses parois sont fibreuses, résistantes, et cet élément fibro-plastique infiltre le parenchyme, de manière que l'on voit ses vestiges de couleur jaune blanchâtre d'autant plus éparpillés qu'ils sont distants du foyer, jusqu'à environ 2 pouces de distance. Le côlon est parsemé de petits ulcères de diverses grandeurs. La base du lobe supérieur du poumon droit, sur une étendue de près de 3 pouces carrés, est dense, presque imperméable à l'air, dure, très-résistante; elle offre à la coupe une superficie lisse, veinée, d'un blanc sale, d'où s'exprime un pus comme dans le troisième degré de la pneumonie, mais laissant entre les doigts une trame fibreuse Dans la plèvre gauche, on remarque des traces très-intenses d'une pleurésie fort ancienne.

Quoique le cas que je viens de relater suscite des réflexions nombreuses et d'un intérêt pratique, je m'arrêterai seulement sur deux de ses circonstances. C'est la première fois que j'observe que l'écoulement du pus du foie épuisé, il s'écoule à sa place un autre liquide quelconque, et encore moins de la bile presque pure. Cette dernière particularité put faire craindre que le trocart, et ensuite le tube soient arrivés jusqu'à la vésicule, mais une semblable supposition était totalement inadmissible, attendu que la ponction eut lieu entre la 8e et la 9e côte, quand le bord du foie arrivait à la région ombilicale, c'est-à-dire que le point opéré était distant d'environ 6 pouces du point occupé par la vésicule. Il était plus naturel de supposer que l'un des canaux biliaires avait été ouvert dans le foyer ou dans le trajet du trocart, comme le démontra l'examen du cadavre.

On est un peu découragé lorsque l'on trouve, comme ici, un résultat final adverse après une lutte si acharnée et des efforts vigoureux couronnés d'un succès immédiat le plus parfait. Il est vrai de dire que, dès le premier jour de l'observation, on eut à craindre — et les faits vinrent confirmer ces craintes — que la débilité et le détériorement de la constitution du malade, son peu d'énergie morale, l'ancienneté de la maladie, la grandeur du foyer et le mauvais état des voies digestives ne le laissassent pas se relever des dégâts ordinaires d'une suppuration intérieure aussi communément mortelle; mais étant arrivé à obtenir la cicatrisation jusqu'à un point que le foie restât réduit à un volume moindre que le naturel, quelle qu'ait été la cause de la mort, il est incontestable que la cause immédiate fut la consomption extrême à laquelle le sujet était arrivé, et l'on peut soutenir avec avantage que cette consomption fut à son tour l'effet de la diarrhée; mais ces ulcères intestinaux, atoniques, qui la firent résister à tous les moyens rationnels qui lui furent opposés, quelle liaison purent-ils avoir avec l'infection générale de l'organisme, née de la suppuration? D'un autre côté, la diarrhée ne fut abondante et n'eut un caractère colliquatif que dans les derniers jours; et, attendu que la suppuration dévora une grande partie du lobe droit du foie, le laissant réduit presque au volume du lobe gauche, on se demande naturellement : quelle influence le manque d'une partie considérable du foie pourra-t-elle avoir sur la nutrition? ou, dans d'autres termes : étant obtenue et parfaite la cicatrisation d'un grand foyer purulent du foie, la partie qui reste de celui-ci suffira-t-elle à satisfaire les nécessités de la digestion d'une part, et d'une autre de l'hématose qui lui sont dévolues ?

Pour aujourd'hui je laisse ce problème posé, il est probable que de nouvelles observations viendront le résoudre.

La lecture de ce qui précède démontre clairement les idées qui avaient surgi dans l'esprit de M. Jimenez, relativement à la cause de la mort chez les personnes ayant souffert d'un abcès du foie. On connaît le jugement qui a été formé par ceux qui supposent que la mort est le résultat de l'abondance d'une suppuration plus ou moins prolongée et d'un empoisonnement lent de l'économie, révélé par certains caractères pathologiques.

C'est dans le même sens que marchaient mes idées, mais plus tard l'étude des observations et les faits les ont modifiées en partie, les faisant pour le moins tourner dans un cercle plus vaste. Ces idées sont celles que je viens d'exposer ; j'espère que de nouveaux faits et les observations dirigées dans cette voie viendront rectifier ou confirmer mon jugement.

J'ai cherché à établir au commencement de ce travail quelques points de comparaison entre l'hépatite simple et l'affection du foie qui conduit presque fatalement à la suppuration, se révélant dans cette dernière par l'influence de certaines conditions climatériques à laquelle est liée sa plus grande fréquence dans certains pays ; j'ai aussi cité, comme un fait digne d'être médité, un cas d'hépatite aiguë provoquée par un empoisonnement par le phosphore, fait qui a besoin d'être étudié expérimentalement pour apprécier les lésions qu'il produit dans ledit organe ; son influence spéciale sur la fonction hépatique est notoire, non-seulement dans ledit cas, mais encore dans d'autres relatés par les auteurs, et il est fréquent que, dans les cas les moins graves, l'absorption de cette substance se révèle, entre autres symptômes, par l'ictère. Pour cela même il importe de s'assurer si d'autres substances, ou les produits mêmes de la digestion gastro-intestinale, peuvent dans certains cas acquérir des propriétés vénéneuses, et si la pénétration de ces substances dans le système hépatique par absorption viendrait donner un résultat semblable à celui produit par le phosphore.

Je n'insisterai pas davantage sur les différences si grandes qui séparent l'hépatite aiguë de celle que, pour abréger, j'ai appelée *suppurante*, sans vouloir préjuger, d'après sa nature, l'existence de la première dans tous les pays et tous les climats, la rareté de la seconde dans les uns et sa fréquence dans les autres, la manière rapide dont apparaît la première, et quelquefois suivant une cause manifeste, l'ensemble que présentent les faits symptomatiques, sa marche constante vers une terminaison relativement prompte, la terminaison plus commune par résolution, la rareté de la suppuration et finalement l'action manifeste qu'ont sur elle les moyens thérapeutiques. Un examen également abrégé de la seconde nous démontre que la suppuration du foie est précédée, dans la majorité des cas, d'une période assez longue de santé imparfaite ; que, s'il y a une cause, elle n'est pas véritablement efficiente ; les symptômes, quoique quelquefois les mêmes, ne sont pas entièrement identiques dans leurs caractères ; la marche des deux maladies est entièrement opposée, la terminaison est ici presque toujours constamment la suppuration et communément la mort ; enfin dans la mort même, il est nécessaire de rechercher la cause prochaine, étant à supposer qu'elle n'est pas toujours produite par l'abondance d'une suppuration prolongée, ni par les conséquences d'une infection putride.

Un des faits qui a le plus vivement appelé mon attention est que, dans les cas de suppuration du foie, on rencontre presque constamment une période assez longue de grands troubles dans les fonctions digestives, avant que la souffrance hépatique même se révèle par ses phénomènes locaux propres et oblige le malade à s'aliter.

Dans les observations assez détaillées, et une fois mon attention fixée sur le fait, je rencontre toujours sa confirmation. Cette période est caractérisée par une diminution plus ou moins grande de l'appétit, un peu de soif, une légère sécheresse et mauvais goût de la bouche, qui est quelquefois amère ; l'ingestion des aliments est accompagnée d'un sentiment de pesanteur et d'incommodité dans la région de l'estomac ; il survient quelquefois un développement de gaz après les repas ou pendant la nuit produisant une légère tympanite qui augmente l'incommodité signalée, éructations gazeuses portant la saveur des aliments, et quelquefois le sentiment d'un goût âcre qui remonte jusqu'à la bouche ; dans une époque variable apparaissent des vomissements tantôt le jour, tantôt dans la matinée, composés d'un liquide aqueux, âcre ou bien amer, mêlés de mucosités et de bile, d'autres fois le vomissement suit l'absorption des aliments et ceux-ci sont expulsés seuls ou mêlés avec les matières indiquées à ces phénomènes dont le siége existe ; dans les premières voies digestives, se joignent les altérations fonctionnelles du reste de l'intestin qui se manifestent par la diarrhée ; ces malades ont, en effet, des évacuations dont le nombre est variable, elles sont plus ou moins liquides, de couleur blanchâtre en certains cas, et il n'est pas rare que l'irritation intestinale prenne un aspect dysentérique d'une façon plus ou moins transitoire ; alors les évacuations sont courtes, muqueuses, contiennent quelquefois un peu de sang et s'accompagnent de ténesme.

Ces troubles gastro-intestinaux présentent des alternatives, disparaissant et reparaissant, mais l'individu se débilite et s'anéantit de plus en plus.

Plus tard, une incommodité tantôt indolente, tantôt un peu vive, commence à se faire sentir dans l'hypochondre : il existe dans cet endroit une sensation de pesanteur ; ce sentiment acquiert plus tard de plus grandes proportions et s'accompagne d'autres phénomènes.

Quand le mal a déjà pris un grand accroissement, soit par sa marche naturelle, soit par une cause plus ou moins apparente, il se produit une exacerbation, les troubles digestifs offrent une plus grande intensité, les phénomènes hépatiques se présentent en toute clarté ; la pâleur du malade se convertit en une couleur jaune, effet du passage de la bile dans le sang ; il y a ictère général, communément intense ; enfin apparaissent les phénomènes généraux.

C'est généralement à cette époque que le malade fait

remonter son mal et il l'attribue au dernier accident qui coïncide avec la gravité.

Je n'ai pas à m'occuper ici de la maladie dans tous ses détails, il me suffit de dire qu'elle marche rapidement à la suppuration qui, ordinairement, existe déjà quand le malade se présente; elle s'effectue quelquefois d'une manière aussi sourde qu'indépendante des troubles digestifs; laissant au malade sa liberté pour les travaux les plus pénibles; ceux-ci viennent seulement demander un remède pour l'état des voies digestives que nous avons signalé; ceci eut lieu chez un cocher — par exemple — qui vint consulter M. Jimenez. Il reconnut chez lui un abcès du foie. Huit jours après il se présenta de nouveau à lui. M. Jimenez insista auprès du malade pour qu'il entrât à l'hôpital, lui représentant qu'il s'agissait d'un cas grave; en retournant chez lui, il fut pris, dans la rue, d'une douleur excessivement aiguë et succomba peu d'instants après; l'abcès s'était ouvert dans le péricarde. L'observation VIIIe, page 51, nous offre un exemple de cette façon lente de suppurer du foie, sans grands troubles apparents; ces cas ne sont pas très-rares.

L'ictère apparaît avant qu'il y ait motif de soupçonner l'existence de la suppuration; il disparaît graduellement et n'existe plus quand le pus est formé. Je ne me rappelle aucun cas dans lequel on ait signalé la réapparition de l'ictère pendant le cours de la maladie.

Pendant la période de suppuration, une fois le pus évacué naturellement ou artificiellement, il y a un moment de soulagement et l'état général du malade s'améliore. En général, la suppuration va en diminuant. On peut le reconnaître très-bien, lorsque le foyer a été ouvert par l'opérateur, parce qu'il peut alors bien apprécier la quantité et l'abondance de l'écoulement.

Cependant, malgré ces changements favorables dans l'état du foyer, il y a des alternatives dans l'état des voies digestives et les phénomènes signalés réapparaissent toujours ; à la fin, ils deviennent plus tenaces, et en même temps que la suppuration va diminuant, les troubles gastro-intestinaux deviennent de plus en plus forts ; le malade se consume et enfin succombe.

Je vais transcrire une observation qui, quoique incomplète, présente un exemple assez exact de la description qui précède.

Observation XII. — *A..., 37 ans. Abcès au foie développé d'une manière insidieuse ; perforation du poumon et évacuation du foyer.* — A..., homme de 35 ans, paraissant avoir toujours été doué d'une bonne constitution et ayant toujours été livré aux travaux des champs, raconte avoir eu, comme seule maladie, un bubon — il y a déjà longtemps — et il y a cinq ans, une hydrocèle qui fut ponctionnée ; il reparut un an après, et alors, après la ponction, on pratiqua une injection alcoolique, ce qui guérit le mal radicalement. Il est impossible au malade de se rappeler avec exactitude la date de certains accidents ; c'est ainsi qu'il fait remonter à quelques années la douleur du ventre, sans être plus précis dans les détails.

Ce qui peut être déduit de plus certain, c'est que, il y a environ un an et demi, il souffrait d'une douleur vers la région hépatique, la digestion s'effectuait avec difficulté, s'accompagnant d'embarras et d'incommodité du ventre, dans lequel se présenta une tumeur qui occupait la région du foie, le malade eut des vomissements, de la diarrhée, et plus tard apparut l'ictère.

Selon mon calcul, vers le mois de juin de l'année 1866, le mal acquit une plus grande gravité, obligeant le malade à s'aliter; il y avait de la fièvre; la tumeur du ventre avait pris de grandes proportions, la douleur sur ce point était vive ainsi qu'à la base de la poitrine, dans les derniers espaces intercostaux; cette douleur empêchait la respiration; de là l'angoisse et la suffocation très-grande qu'il dit avoir ressenties alors. Il n'y a jamais eu de douleur dans l'épaule. A cette époque, les vomissements étaient fréquents, les matières fécales blanchâtres et la diarrhée survenait par intervalles.

Le mal continua à s'aggraver, et le malade gardait le lit depuis trois mois, quand subitement survint un fort accès de toux, qui fit expulser une grande quantité de matière purulente qui, au dire du malade, était d'une couleur grise. Depuis ce moment, la toux persista, les matières expectorées contenaient quelquefois du sang, mais généralement elles étaient jaunes.

A partir de cette époque, le malade ressentit un grand soulagement, la respiration devint presque libre; les fonctions digestives s'améliorèrent, l'ictère et l'œdème disparurent, et quoiqu'il eût encore de la fièvre et des sueurs d'une manière irrégulière, il se remit assez pour retourner à son travail au printemps suivant.

Malgré ce soulagement, la toux et l'expectoration continuèrent; la tumeur diminuée ne disparaissait pas: il y avait de la diarrhée par intervalles, et postérieurement reparurent la fièvre et les sueurs.

Le malade se décida à entrer à l'hôpital central de Séville, le 1er septembre 1867.

2 *septembre.* — Le malade est couché sur le dos ; il est pâle, assez maigre, il ne peut se coucher sur le côté gauche, non plus qu'entièrement sur le côté droit, parce que, dans cette dernière position, survient la toux, et apparaît une douleur vers les dernières côtes. Le ventre découvert, on voit une proéminence arrondie et lisse qui, ayant son origine au-dessous des côtes droites, se prolonge dans la direction de l'épigastre, pour se dissiper auprès de l'ombilic. La palpation et la pression provoquent de la douleur en cet endroit ; la tumeur se déplace latéralement. Les parois du ventre glissent sur sa surface ; sa consistance est dure dans les parties les plus excentriques, et présente dans le reste, jusqu'au rebord costal, certaine mollesse, qui n'arrive pas à la fluctuation.

La percussion donne un son obscur, qui occupe la région épigastrique, dépassant la ligne médiane, jusqu'auprès de l'hypochondre gauche. Ce son suit la direction d'une ligne convexe, qui descend jusque très-près de la cicatrice ombilicale, et de là s'étend à tout l'hypochondre droit ; il se continue dans la cavité de la poitrine, et arrive un peu plus haut que le mamelon ; le côté droit n'est pas très-augmenté, les espaces intercostaux sont dans leur largeur presque normale, sauf le septième qui est plus dilaté, où la pression provoque une vive douleur sur un point fixe, et où l'on éprouve une sensation fluctuante vague. Dans les parois de la poitrine, on distingue un réseau veineux qui remontre de l'épigastre. Il y a un épanchement dans la cavité du ventre, et un peu d'œdème dans les membres inférieurs.

La percussion, dans la partie postérieure de la poitrine, donne un son obscur ; depuis l'angle de l'omoplate sur le côté droit, la respiration se perçoit bien dans la partie supérieure, mais plus bas manque le murmure respiratoire, et on perçoit de nombreux ronflements sous-crépitants ; la voix résonne beaucoup à cet endroit ; en avant, manque la respiration inférieurement, de temps en temps, on perçoit un souffle creux ; comme derrière, il existe des sterteurs, et la voix résonne. A gauche, rien de notable.

L'expectoration est aujourd'hui relativement rare, et composée d'une matière jaune verdâtre, uniforme, purulente, épaisse, et sans forme déterminée dans les crachats.

Le pouls mou, fébrile, exacerbations et sueurs pendant la nuit.

L'appétit est assez bon, et hier, il y eut quatre évacuations liquides.

4 *septembre.* — La diarrhée continue, les selles sont liquides et blanchâtres.

5 *septembre.* — La diarrhée continue, les aliments déterminent un malaise dans le ventre ; météorisme, éructations avec odeur et pyrosis. La toux est peu fréquente, et l'expectoration pas très-abondante.

9 *septembre.* — Pendant la journée d'hier, la fièvre a été plus forte ; la diarrhée continue ; la toux est fréquente, mais l'expectoration est relativement rare, il n'y a pas de modification dans la tumeur du ventre, mais la matité dans la poitrine s'élève de $0^m,05$ au-dessus du mamelon, point jusque auquel manque la respiration.

15 *septembre.* — Le malade continue avec alternatives dans la diarrhée, et les évacuations présentent quelquefois un caractère de mucosité ; l'expectoration a été abondante.

21 *septembre.* — Durant la semaine écoulée, le son obscur qui avait diminué supérieurement, s'augmente, et s'élève jusqu'à la troisième côte ; dans le ventre, le volume de la tumeur à l'épigastre apparaît plus grand. L'expectoration a été très-abondante pendant quelques jours.

A l'auscultation, on reconnaît le défaut du murmure respiratoire, comme il a été indiqué plus haut, et on perçoit, sur différents points et en avant, des craquements légers produits assurément par les adhérences ou les fausses membranes qui se forment.

Les voies digestives sont en mauvais état, parce que journellement se produisent les phénomènes dyspeptiques déjà signalés et surtout les vomissements qui se répètent jusqu'à quatre fois dans la journée ; ils sont composés d'un liquide acide et amer. La diarrhée a disparu depuis deux jours.

Le mouvement fébrile, léger pendant le jour, s'augmente et est accompagné de sueurs fréquentes pendant la nuit.

Le malade maigrit depuis son séjour à l'hôpital, mais il est favorisé par l'énergie de son caractère.

28 *septembre.* — La plus grande partie de la semaine a été mauvaise, les vomissements ont continué avec irrégularité, l'appétit a diminué, la diarrhée durant les derniers jours a reparu avec une plus grande intensité, la tumeur ne présente pas de modification notable, la fièvre lente continue.

La percussion permet de reconnaître un phénomène qu'il n'est pas très-fréquent de rencontrer. Au niveau de la quatrième côte, en dedans du mamelon et dans un espace limité, elle produit un son de pot fêlé, le son est obscur jusqu'à la troisième côte ; la voix, dans cette partie, détermine l'égophonie ; ces phénomènes disparaissent lorsque l'on couche le malade sur le côté gauche, et le son apparaît alors clair jusqu'un peu au-dessus du mamelon ; il y a, par conséquent, un épanchement dans la plèvre.

Le malade se sent faible ; son moral est abattu, et je crains qu'il n'entre dans une période de déclinaison rapide.

Jusqu'ici on a vu dans la colliquation et la mort des individus affectés d'un abcès du foie une simple conséquence de l'abondance de la suppuration et plutôt l'effet de l'infection lente de l'économie. On n'avait pas pensé à examiner si les troubles gastro-intestinaux étaient les mêmes qui dépendaient de cette infection, et surtout on n'avait pas considéré attentivement quelles relations gardaient entre eux l'état de la suppuration et ces troubles digestifs. Il était déjà surprenant de voir la diminution progressive de ce produit pathologique et la rétraction conséquente du foyer, la destruction de ses propriétés septiques — ou au moins sa diminution — au moyen d'injections de diverse nature ; malgré tout cela, je le répète, l'état des voies digestives, loin de s'améliorer, tend à s'aggraver, l'anéantissement se continue et l'individu succombe. Ce fait augmente la surprise, quand — comme dans le cas cité par M. Jimenez — la suppuration non-seulement diminue, mais encore s'arrête complétement, le foyer se ferme, et cependant l'appareil digestif, toujours inhabile à remplir ses fonctions, troublées au plus haut point, nous voyons l'individu guéri de son mal principal — au moins en apparence — continuer toujours à se consumer lentement jusqu'à ce qu'il succombe. Ici il n'y a pas de suppuration qui augmente les pertes de l'organisme, il n'y a pas de produits dont l'absorption vienne empoisonner l'organisme ; par conséquent, la colliquation et la mort ne sont pas l'effet de l'infection putride.

Nous avons insisté longuement sur la période qui précède la manifestation bien claire d'une souffrance hépatique qui conduit à la suppuration. Cette période assez longue, en général, se caractérise essentiellement par un ensemble de troubles digestifs, notable non-seulement par les phénomènes qui le constituent, mais aussi par ses alternatives, par son irrégularité et par l'anéantissement qu'ils produisent chez l'individu. Si l'on ne perd pas de vue ce que suivent ces troubles gastro-intestinaux, on trouve que les phénomènes ou accidents principaux de la maladie n'ont presque aucune influence sur eux : que la suppuration soit abondante ou qu'elle diminue, que le foyer se rétracte, que les qualités de la suppuration se modifient, qu'elle disparaisse, et avec elle le foyer d'où elle prenait son origine, les altérations des fonctions digestives restent toujours debout, conservant toujours la même uniformité de caractères qu'elles ont présentée depuis la période obscure et primitive de la maladie.

Que l'on compare encore dans ses détails et dans son ensemble l'état d'un individu qui succombe par une colliquation, conséquence d'une suppuration abondante, avec celui d'un autre qui est emporté par un abcès du foie, il y aura, si l'on veut, quelque ressemblance, mais les différences sont capitales ; la mort, dans ce dernier cas, a plus d'analogie avec la mort par inanition graduée qu'avec celle par intoxication générale. Le malade, ne pouvant pas digérer, succombe par le manque d'aliments. Les matières mal digérées déterminent et maintiennent cet état des organes, et les produits d'une mauvaise digestion déterminent, avivent et maintiennent l'état d'irritation des organes gastro-intestinaux.

Le tableau symptomatique de la maladie et de sa période primitive révèle qu'il s'agissait là d'une altération profonde des fonctions hépatiques et peut-être plus directement de la fonction biliaire ; nous ignorons encore si cette altération a son origine dans les cellules hépatiques elles-mêmes ou dans le système vasculaire ; ce qui est certain, c'est qu'elle compromet la fonction entière et la structure anatomique même de l'organe ; quand, par les progrès du mal, une partie de la glande se trouve détruite, les accidents doivent s'aggraver; mais lors même que cette destruction se limiterait au fait matériel, l'altération fonctionnelle persiste comme elle était au commencement, et par cette raison nous voyons encore que, malgré la cicatrisation complète, les troubles digestifs continuent à être les mêmes.

Telle est l'idée que j'ai pu jusqu'à ce jour arriver à me former des abcès du foie ; j'ai insisté, avec ténacité peut-être, sur le jugement que l'on doit se former des troubles digestifs et du rôle qu'à mon avis elles représentent dans le tableau de la maladie ; je crois néanmoins que les études dirigées dans cette voie peuvent nous conduire à un bon résultat. Si nous reconnaissons à temps les troubles qui émanent d'une affection hépatique pour ainsi dire incipiente, si nous les combattons à temps par un traitement rationnel, prescrivant en même temps un bon régime, nous empêcherons peut-être que beaucoup de ces cas arrivent à une période qui rend si fatale la suppuration, indiquant une altération profonde dans la structure du parenchyme hépatique. La maladie arrivée à une période aussi avancée, et la suppuration formée, nous possédons les moyens de la reconnaître assez à temps et un moyen simple et prompt de l'évacuer, évitant ou empêchant ainsi une plus grande destruction de l'organe et prévenant des accidents plus ou moins graves et mortels. Conjointement aux moyens chirurgicaux, il est nécessaire de faire usage de la diététique et des médicaments internes que, malheureusement, nous ne connaissons pas encore assez dans ces cas. Ils doivent être choisis parmi ceux qui peuvent rendre à l'organe son état fonctionnel normal, et parmi ceux qui jusqu'à un certain point peuvent remplacer dans la digestion le liquide si important qui fait défaut pour l'assimilation complète des aliments.

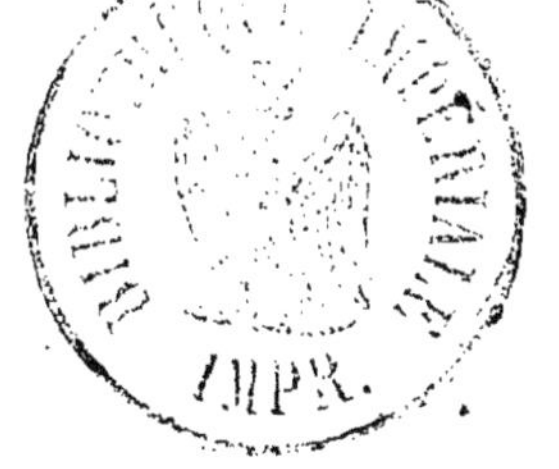

FIN.

TABLE DES MATIÈRES

PARIS. — IMP. SIMON RAÇON ET COMP., RUE D'ERFURTH, 1.

NOUVEAU DICTIONNAIRE
DE MÉDECINE ET DE CHIRURGIE
PRATIQUES

ILLUSTRÉ DE FIGURES INTERCALÉES DANS LE TEXTE

RÉDIGÉ PAR

BERNUTZ, médecin de l'hôpital de la Pitié.

BŒCKEL, professeur agrégé à la Faculté de médecine de Strasbourg.

BUIGNET, professeur à l'École supérieure de pharmacie de Paris.

CUSCO, chirurgien de l'hôpital Lariboisière.

DEMARQUAY, chirurgien de la maison municipale de santé.

DENUCÉ, professeur de clinique chirurgicale à l'École de médecine de Bordeaux.

DESNOS, médecin des hôpitaux de Paris.

DESORMEAUX, chirurgien de l'hôpital Necker.

DEVILLIERS, membre de l'Académie de médecine.

FOURNIER (ALFRED), professeur agrégé à la Faculté de médecine de Paris, médecin des hôpitaux de Paris.

GALLARD (T.), médecin des Hôpitaux de Paris.

GINTRAC (H.), professeur de clinique médicale à l'École de médecine de Bordeaux.

GOSSELIN, professeur de pathologie chirurgicale à la Faculté de médecine de Paris, chirurgien de l'hôpital de la Pitié.

GUÉRIN (ALPHONSE), chirurgien de l'hôpital Saint-Louis.

HARDY (A.), professeur agrégé à la Faculté de médecine de Paris, médecin de l'hôpital Saint-Louis.

HIRTZ, professeur de clinique médicale à la Faculté de médecine de Strasbourg.

JACCOUD, professeur agrégé à la Faculté de médecine de Paris, médecin des Hôpitaux.

JACQUEMET, professeur agrégé à la Faculté de médecine de Montpellier.

KŒBERLÉ, professeur agrégé à la Faculté de médecine de Strasbourg.

LAUGIER (S.), professeur de clinique chirurgicale à la Faculté de médecine de Paris, chirurgien de l'Hôtel-Dieu.

LIEBREICH, professeur d'Ophthalmologie.

LORAIN (P.), professeur agrégé à la Faculté de médecine de Paris, médecin de l'hôpital Saint-Antoine.

LUNIER, inspecteur général des Asiles d'Aliénés.

MARCÉ, médecin de l'hospice de Bicêtre.

NÉLATON (A.), professeur de clinique chirurgicale à la Faculté de médecine de Paris, chirurgien de l'hôpital des Cliniques.

ORÉ, professeur de physiologie à l'École de médecine de Bordeaux, chirurgien de l'hôpital Saint-André de la même ville.

PANAS, professeur agrégé de la Faculté de médecine de Paris, chirurgien de l'hôpital de Lourcine.

PÉAN, chirurgien des hôpitaux de Paris.

RACLE (V. A.), professeur agrégé à la Faculté de médecine de Paris, médecin de l'hôpital des Enfants malades.

RAYNAUD (MAURICE), médecin des hôpitaux de Paris.

RICHET, professeur agrégé à la Faculté de médecine de Paris, chirurgien de l'hôpital de la Pitié.

RICORD, ex-chirurgien de l'hôpital du Midi.

ROCHARD (JULES), de Lorient, premier chirurgien en chef de la marine au port de Lorient.

ROUSSIN, pharmacien major de première classe, professeur agrégé de l'École de médecine et de pharmacie militaires (Val-de-Grâce).

SAINT-GERMAIN (L. A.), chirurgien des hôpitaux de Paris.

SARAZIN (CH.), professeur agrégé à la Faculté de médecine de Strasbourg.

SÉE (GERMAIN), médecin de l'hôpital Beaujon.

SIMON (JULES), médecin des hôpitaux de Paris.

SIREDEY, médecin des hôpitaux de Paris.

STOLTZ, professeur d'accouchements à la Faculté de médecine de Strasbourg.

TARDIEU (AMB.), doyen et professeur de médecine légale à la Faculté de médecine de Paris, médecin de l'hôpital Lariboisière.

TARNIER (S.), professeur agrégé à la Faculté de médecine de Paris.

TROUSSEAU, professeur de clinique médicale à la Faculté de médecine de Paris, médecin de l'Hôtel-Dieu.

VOISIN (AUG.), médecin de l'hospice de Bicêtre.

Rien ne prouve mieux l'utilité des Dictionnaires de médecine que la faveur avec laquelle le public médical a accueilli plusieurs ouvrages de ce genre depuis le commencement du siècle.

L'époque actuelle de la littérature médicale se caractérise par une grande abondance de traités spéciaux et de monographies publiés en France et à l'étranger, disséminés et par conséquent imparfaitement connus et appréciés. On sentait depuis quelques années la nécessité de rassembler et de coordonner ces travaux épars, de présenter un état complet de la médecine et de la chirurgie contemporaines, de mettre en circulation les nombreuses et récentes acquisitions de la science, et de préparer l'avenir en résumant, en fixant le passé et en marquant le point de départ des travaux à entreprendre.

Mais une œuvre de ce genre réclamait la coopération d'une association de médecins et de chirurgiens, dont le nombre fût assez considérable pour que chacun pût n'y traiter que des objets les plus habituels de ses recherches, assez restreint cependant pour que l'unité doctrinale nécessaire au moins dans chaque branche des sciences médicales pût être constamment maintenue. Comme garantie de l'autorité des auteurs qui ont bien voulu nous promettre leur concours, nous ferons remarquer qu'ils sont tous placés à la tête de la pratique dans les grands hôpitaux de Paris, de Strasbourg, de Bordeaux, etc., ou de l'enseignement dans les Facultés et les Écoles secondaires de médecine, et qu'ils représentent à la fois la médecine civile, militaire et navale. C'est de ces efforts réunis que doit sortir le *Nouveau Dictionnaire de Médecine et de Chirurgie pratiques*, que nous annonçons au monde médical et dont la qualification de *Nouveau* sera justifiée par les progrès qu'il réalisera. Il sera *Nouveau* par le nom du directeur, *Nouveau* par le nom des auteurs, *Nouveau* par le fonds et par la forme, *Nouveau* par les nombreuses figures qui seront intercalées dans le texte.

Son titre suffit à indiquer à la fois son but, son esprit et sa forme.

Son but. C'est de rendre service à tous les praticiens qui ne peuvent se livrer à de longues recherches faute de temps ou faute de livres, et qui ont besoin de trouver réunis et comme élaborés tous les faits qu'il leur importe de connaître bien ; c'est de leur offrir une grande quantité de matières sous un petit volume, et non pas seulement des définitions et des indications précises comme en présente le *Dictionnaire de Nysten*, *Littré* et *Robin*, mais une exposition, une description détaillée et proportionnée à la nature du sujet et à son rang légitime dans l'ensemble et la subordination des matières.

Son esprit. Le *Nouveau Dictionnaire* ne sera pas une compilation des travaux anciens et modernes : ce sera une analyse des travaux des maîtres français et étrangers, empreinte d'un esprit de critique éclairé et élevé; ce sera souvent un livre neuf, par la publication de matériaux inédits qui, mis en œuvre par des hommes spéciaux, ajouteront une certaine originalité à la valeur encyclopédique de l'ouvrage; enfin ce sera surtout un livre pratique. Les auteurs auront présent à l'esprit qu'ils écrivent pour des praticiens, non pas au point de vue d'une doctrine, d'un système, d'une école, mais en profitant de ce que l'observation de tous les temps et de tous les hommes a pu recueillir de véritablement utile et applicable : ce *Dictionnaire* ne sera pas grossi par d'interminables et stériles détails d'histoire naturelle, de botanique, de physique ou de chimie, ce sera moins un livre de théorie qu'un ouvrage de clinique : tout ce qui tient à la pratique de l'art, tout ce qui peut contribuer à rendre les opérations de la thérapeutique médicale et chirurgicale plus sûres et plus faciles, y deviendra l'objet des développements les plus étendus et y occupera la plus large place. Aucune des branches des connaissances médicales ne sera cependant négligée dans ce Dictionnaire, mais elles n'y seront utilisées que pour le diagnostic et le traitement des maladies. C'est dans cet esprit pratique qu'y seront présentées quelques notions indispensables d'anatomie, de physiologie et de pharmacologie.

Sa forme. Nous avons adopté, toutes les fois du moins que le sujet nous a paru l'exiger, le système des monographies, et nous avons exposé dans un seul chapitre, divisé en plusieurs articles, les diverses parties d'une même question, sans nous préoccuper autrement de l'ordre alphabétique. C'est ainsi que nous avons décrit au mot CŒUR, au mot ESTOMAC, au mot FOIE, toutes les maladies dont ces organes sont le siége; c'est ainsi encore que nous avons rapporté au mot SENSIBILITÉ toutes les altérations morbides de cette fonction, et que nous avons réservé pour le mot FIÈVRE, non-seulement l'étude de la fièvre en général, mais aussi celle de diverses espèces de pyrexies. Dans ces articles d'ensemble, la partie pathologique est toujours précédée, s'il y a lieu, d'une introduction portant sur l'anatomie et la physiologie de l'organe, ou de l'appareil étudié. Ce qui constituera une innovation importante, ce sera l'addition de figures dessinées et gravées sur bois et intercalées dans le texte : premier exemple de l'iconographie appliquée à un répertoire encyclopédique des connaissances médicales. L'utilité des représentations figurées dans l'étude des sciences est trop évidente pour que nous nous arrêtions à la démontrer : la description la plus complète d'un objet ne saurait valoir le commentaire lumineux de son image, et l'instantanéité des représentations figurées simplifie, facilite l'exposition, qu'il s'agisse de médecine opératoire, d'anatomie chirurgicale, d'anatomie pathologique, d'appareils, d'instruments, de physiologie, etc. L'absence de figures constituerait une lacune véritable, et leur addition sera, croyons-nous, un élément indispensable du succès. Cette partie du Dictionnaire sera exécutée avec le même caractère d'ensemble que le texte, de manière que la description et la représentation s'appuient et se complètent ; ce ne sera pas un ornement accessoire et secondaire : ce sera un élément principal.

Beaucoup de figures seront dessinées pour le Dictionnaire, sans que, grâce aux procédés rapides de la gravure sur bois, la marche régulière de la publication puisse être entravée ; beaucoup seront par conséquent inédites et nouvelles, d'autres seront empruntées aux meilleures sources.

CONDITIONS DE LA SOUSCRIPTION

Le *Nouveau Dictionnaire de médecine et de chirurgie pratiques*, illustré de figures intercalées dans le texte, se composera d'environ 15 à 20 volumes grand in-8 cavalier de 800 pages.

Prix de chaque volume de 800 pages, avec figures intercalées dans le texte. . . 10 fr.

Les tomes I à VI sont en vente, et les volumes suivants se succèderont sans interruption de trois mois en trois mois.

On souscrit chez J. B. BAILLIÈRE ET FILS, libraires de l'Académie impériale de Médecine, rue Hautefeuille, 19, à Paris; et chez tous les libraires de la France et de l'étranger.

Envoi franco par la poste contre un mandat

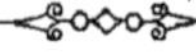

PRINCIPAUX ARTICLES

TOME PREMIER

BERT, Absorption.
BUIGNET, Acides, Acidules, Air, Alcalis.
DENUCÉ, Abdomen.
FOURNIER (ALFR.), Adhérence, Alcoolisme.
GOSSELIN, Agglutinatifs.
HARDY, Acné, Aloès, Alopécie.
JACCOUD, INTRODUCTION, Achores, Adénite. Agonie, Albuminurie.
LAUGIER, Abcès.
LIEBREICH, Accommodation, Amaurose, Amblyopie.
LORAIN, Accouchement (médecine légale), Ages, Allaitement.
ORÉ, Aliment, Alimentation.
RAYNAUD (MAURICE), Albinie, Albinisme.
ROCHARD (JULES), Acclimatement, Air marin.
STOLTZ Accouchement.
TARDIEU, Air.

TOME DEUXIÈME

BŒCKEL, Anatomie pathologique et Anatomie médico-chirurgicale.
BERNUTZ, Aménorrhée.
DENUCÉ, Ankylose.
GOSSELIN, GIRALDÈS ET LAUGIER, Anus.
A. GUÉRIN, Amputation, Anthrax.
JACCOUD, Amyloïde (Dégénérescence), Angine de poitrine.
LORAIN, Anémie.
RICHET, Anévrysmes.

TOME TROISIÈME

BERT, Asphyxie.
GINTRAC, Ascite.
JACCOUD, Apoplexie,
LIEBREICH, Asthénopie, Astigmatisme.
NÉLATON, Artères.
PAIN, Asiles.
PANAS, Articulations.
RAYNAUD (MAURICE), Artères.
RICORD, Aphrodisiaques.
SÉE (GERMAIN), Asthme.
TARDIEU, Asphyxie.
TROUSSEAU, Ataxie locomotrice progressive.

TOME QUATRIÈME

BAILLY, Bassin.
DEMARQUAY, Avant-bras, Bec-de-lièvre.
FOURNIER (ALFR.), Balanite.
GUÉRIN (ALPH.) Autoplastie.
LUTON, Auscultation.
ORÉ, Bains, Bégaiement.
SARAZIN, Atrophie, Bandages.
TARDIEU, Autopsie, Avortement.

TOME CINQUIÈME

BARRALIER, Biscuit, Bouton d'Alep.
BUIGNET, Bismuth, Borax, Brome.
DESNOS, Bourbon-l'Archambault, Bourbonne-les-Bains.
DESORMEAUX, Bougie, Bras.
FERNET, Bouche.
FOURNIER, Blennorrhagie.
GINTRAC (H.), Bismuth (thérap.), Bonnes (Eaux-), Bronches (patholog.).
GOSSELIN, Blépharite, Blépharoptose, Blépharospasme.
HEBERT, Boissons.
JACCOUD, Bile, Bronzée (maladie).
KŒBERLÉ, Bourdonnement, Bourses séreuses.
LUTON, Biliaires (voies).
LAUGIER, Brûlures.
MARTINEAU, Borborygmes, Boulimie.
ORÉ, Bronches.
ROUSSIN, Bonbons, Bouillon.
SARAZIN, Bistouri.
TARDIEU, Blessures.

J. B. BAILLIÈRE et FILS, rue Hautefeuille, 19.

BEALE. De l'urine, des dépôts urinaires et des calculs, de leur composition chimique, de leurs caractères physiologiques et pathologiques et des indications thérapeutiques qu'ils fournissent dans le traitement des maladies, par Lionel BEALE, médecin et professeur au King's College Hospital. Traduit de l'anglais sur la seconde édition et annoté par MM. Auguste Ollivier et Georges Bergeron, internes des hôpitaux. Paris, 1865. 1 v. in-18 jésus, de xxx-540 pages avec 163 figures. 7 fr.

CRUVEILHIER (J.). Traité d'anatomie pathologique générale, par J. CRUVEILHIER, professeur à la Faculté de médecine, ouvrage complet. Paris, 1849-1864. 5 vol. in-8. 35 fr.

DONNÉ. Cours de microscopie complémentaire des études médicales : Anatomie microscopique et physiologie des fluides de l'économie. Paris, 1844. In-8 de 500 pages. . . . . 7 fr. 50

DONNÉ. Atlas du Cours de microscopie, exécuté d'après nature au microscope-daguerréotype. Paris, 1846. In-folio de 20 planches, contenant 80 figures gravées avec le plus grand soin, avec un texte descriptif . . . . 30 fr.

DUTROULAU. Traité des maladies des Européens dans les pays chauds (régions tropicales), climatologie, maladies endémiques, par le docteur A.-F. DUTROULAU, premier médecin en chef de la marine. *Deuxième édition*, revue et corrigée. Paris, 1868. In-8 de 600 pages. . . . . 9 fr.

FRERICHS. Traité pratique des maladies du foie et des voies biliaires, par FR. TH. FRERICHS, professeur de clinique médicale à l'Université de Berlin, traduit de l'allemand par les docteurs DUMÉNIL et PELLAGOT. *Deuxième édition*, revue et corrigée, avec des additions nouvelles de l'auteur. Paris, 1866. 1 vol. in-8 de xvi-896 pages avec 158 figures. . . . . 12 fr.

GRIESINGER. Traité des maladies infectieuses, maladies des marais, fièvre jaune, typhus, peste et choléra, par GRIESINGER, professeur à l'Université de Berlin, traduit sur la deuxième édition allemande avec une introduction et des notes par M. le docteur G. Lemattre, ancien interne des hôpitaux de Paris. Paris, 1868 1 vol. in-8 d'environ 700 pages. . . . .

LANCEREAUX. Traité historique et pratique de la syphilis, par le docteur E. LANCEREAUX, chef de clinique de la Faculté de médecine de Paris. Paris, 1866. 1 vol. gr. in-8 de 800 pages avec 3 planches gravées et coloriées. . . 15 fr.

LEBERT. Traité d'anatomie pathologique générale et spéciale, ou description et iconographie pathologique des affections morbides, tant liquides que solides, observées dans le corps humain, par le docteur H. LEBERT, professeur de clinique médicale à l'Université de Breslau, membre des Sociétés anatomique, de biologie, de chirurgie et médicale d'observation de Paris. Ouvrage complet. Paris, 1855-1861. 2 vol. in-fol. de texte, et 2 vol. in-fol. comprenant 200 planches dessinées d'après nature, gravées et coloriées. . . . . 615 fr.

LORAIN. Études de médecine clinique et physiologique. *Le Choléra observé à l'hôpital Saint-Antoine* par P. LORAIN, professeur agrégé à la Faculté de médecine, médecin de l'hôpital Saint-Antoine. Paris, 1868. 1 vol. grand in-8 raisin de 500 pages, avec environ 100 figures intercalées dans le texte, dont plusieurs coloriées. . . . . 7 fr.

ROCHARD. De l'influence de la navigation et des pays chauds sur la marche de la phthisie pulmonaire, par JULES ROCHARD, chirurgien en chef de la marine. Paris, 1856. In-4. . . . . 4 fr.

ROUIS. Recherches sur les suppurations endémiques du foie, d'après des observations recueillies dans le nord de l'Afrique. Paris, 1860. In-8 de 456 p. 6 fr.

TARDIEU (A.). Étude médico-légale et clinique sur l'empoisonnement, par Ambroise TARDIEU, professeur de médecine légale à la Faculté de médecine de Paris, avec la collaboration de Z. ROUSSIN, professeur agrégé à l'École impériale de médecine du Val-de-Grâce, pour la partie de l'expertise médico-légale relative à la recherche chimique des poisons. Paris, 1867. 1 vol. in-8 de 1072 pages, avec 2 planches et 53 figures. 12 fr.

TROUSSEAU. Clinique médicale de l'Hôtel-Dieu de Paris, *troisième édition*, corrigée et augmentée. accompagnée du portrait de M. le professeur Trousseau. Paris, 1868. 3 vol. in-8 de chacun 800 pages . . . . 30 fr.

VILLEMIN. Études sur la tuberculose, preuves rationnelles et expérimentales de sa spécificité et de son inoculabilité, etc. Paris, 1868. 1 v. in-8 de 540 pages. 8 fr.

PARIS. — IMP. SIMON RAÇON ET COMP., RUE D'ERFURTH, 1.

www.ingramcontent.com/pod-product-compliance
Ingram Content Group UK Ltd.
Pitfield, Milton Keynes, MK11 3LW, UK
UKHW020327250726
13967UKWH00004B/1893